DANIELA GALITZDÖRFER

DENK DICH SCHLANK

Warum eine perfekte Figur
eine Frage der Geisteshaltung ist

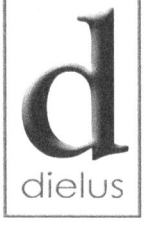

dielus **edition**

www.dielus.com

Dieses Buch ist auch als E-Book erhältlich (ISBN 978-3-9822120-2-9)

www.dielus.com

www.twitter.com/dielus_edition

www.facebook.com/dielusedition

www.instagram.com/dielusedition

.

DENK DICH SCHLANK, Daniela Galitzdörfer
Taschenbuch © 2020 dielus edition Leipzig.
Impressum siehe: www.dielus.com

Einbandgestaltung:	dielus edition
Coverfoto:	Daniela Galitzdörfer
Buchsatz:	dielus edition
Lektorat:	Maren Klingelhöfer, www.maren-klingelhoefer.de
ISBN:	978-3-9822120-1-2

Made and printed in Germany

Bibliografische Information der Deutschen Bibliothek: Die Deutsche Bibliothek verzeichnet diese Publikation in der Deutschen Nationalbibliografie; detaillierte bibliografische Daten sind im Internet abrufbar über https://portal.d-nb.de

Mein persönlicher Dank gilt meinem
Verleger Lu Schmich für sein Vertrauen,
sowie meinem Lebensgefährten Michael
und meinem Vater Josef für ihre
immerwährende Liebe und Unterstüzung.

INHALTSVERZEICHNIS

VORWORT

„Das Problem ist nicht das Problem.
Das Problem ist deine Einstellung zu
dem Problem."

So brachte es Captain Jack Sparrow in „Fluch der Karibik" treffend auf den Punkt. Bevor wir uns gleich damit beschäftigen, was dieser Satz mit einem schlanken Lebensstil zu tun hat, möchte ich Sie zu einer kurzen gedanklichen Reise einladen:

Sicher haben Sie schon einmal von einer Person gehört, die durch einen Lottogewinn über Nacht reich wurde – und ihren Reichtum fast ebenso schnell wieder verloren hat? Vielleicht ist Ihnen aber auch ein erfolgreicher Unternehmer bekannt, der sich von einem Hilfsjob bis an die Spitze eines Imperiums hochgearbeitet hat, durch eine Wirtschaftskrise alles verlor und danach in kürzester Zeit ein noch größeres, erfolgreicheres Unternehmen aufbaute.

Beides sind Geschichten von Menschen, deren Traum wahr wurde. Mit einem wichtigen Unterschied: Der Lottogewinner hatte nie gelernt, mit Reichtum umzugehen. Er wusste nicht, was zu tun ist, um Reichtum zu erhalten. Reich zu denken war ihm fremd. Der Unternehmer hingegen hat alle Stadien des Wachstums in seinem Unternehmen selbst durchlebt. Als er alles verlor, konnte er mit dem erworbenen Wissen eine neue Firma gründen – schneller und profitabler, da er aus seinen anfänglichen Fehlern gelernt hatte und diese kein zweites Mal machte.

Dieser Unternehmer denkt und handelt wie ein Unternehmer. Er ist Unternehmer mit jeder Faser seines Körpers. Auch wenn er sein Unternehmen verliert, ist und bleibt er, wer er ist, denn seine Fähigkeiten, sein Wissen und sein Denken können ihm nicht genommen werden.

Dieses Beispiel lässt sich hervorragend auf das Thema „Abnehmen und schlank bleiben" übertragen:

Ella hat großen Erfolg bei der Gewichtsabnahme durch eine Diät. Doch beim Zielgewicht angekommen, werden die alten Verhaltensweisen wieder aufgenommen und binnen kürzester Zeit stellt sich der Jo-Jo-Effekt ein. Die Kilos sind nicht nur wieder drauf, sondern es sind sogar mehr als zuvor.

Anders bei Ellas Freundin Nora. Sie hat es sich im letzten halben Jahr im Urlaub, bei Familienfesten und an Weihnachten zu sehr schmecken lassen. Die Folge: einige Kilos zu viel auf der Waage. Nora hatte aber vorher noch nie Gewichtsprobleme und weiß genau, an welchen Stellschrauben sie drehen muss, um zuerst die Kilos wieder loszuwerden und dann das Zielgewicht auch zu halten. Sie weiß, was es heißt, schlank zu denken.

Genau darum geht es in meinem Buch „Denk Dich schlank". Sie erfahren darin die mentalen Geheimnisse schlanker Menschen, lesen, wie sie Hindernisse auf dem Weg zu Ihrem persönlichen Wunschgewicht beseitigen können, und lernen, schlank zu denken, zu handeln und zu fühlen. Sie entwickeln eine Lebenseinstellung, die auf natürliche Weise dazu führt, schlank zu sein.

Jede Veränderung beginnt mit einem ersten Schritt. Diesen haben Sie bereits gemacht, indem Sie angefangen haben, dieses Buch lesen. Herzlichen Glückwunsch, denn Sie gehören zu den Menschen, denen es mithilfe neuester mentaler Techniken gelingen wird, auf Dauer schlank zu bleiben.

Sie werden im ersten Kapitel zunächst die Grundpfeiler schlanken Denkens kennenlernen. Hier werden Themenbereiche der Persönlichkeitsentwicklung behandelt, damit Sie die nötige Charakterstärke und Persönlichkeitsfestigung für einen schlanken Lebensstil erwerben. Im zweiten Kapitel wird erläutert, wie ein schlanker Lebensstil in der Praxis gestaltet und das persönliche Zielgewicht erreicht und gehalten werden kann. Im dritten Kapitel erfahren Sie, wie es Ihnen gelingt, auf Dauer motiviert zu bleiben. Das vierte Kapitel vermittelt, wie Sie Hindernisse aus der Vergangenheit überwinden und sich für die Herausforderungen des schlanken Lebenswegs wappnen können. Im letzten Kapitel erfahren Sie mehr über eine schlankere Version Ihrer selbst in der Zukunft.

Die Kapitel sind in sich abgeschlossen und zum Querlesen geeignet. Die einzelnen Abschnitte sind alle ähnlich aufgebaut. Zunächst erhalten Sie zu jedem Abschnitt eine thematische Einführung, die durch Beispiele ergänzt wird. Um die Inhalte der Abschnitte dauerhaft zu festigen, haben Sie dann die Möglichkeit, das Gelesene anhand praktischer Übungen selbst zu bearbeiten. Alle Übungen basieren auf den neuesten pädagogischen und psychologischen Erkenntnissen sowie den effektivsten Methoden aus dem Fitness- und Gesundheitscoaching und sind deshalb erwiesenermaßen nachhaltig wirksam.

Sind Sie bereit, Ihre Einstellung zu Ihrem Körpergewicht infrage zu stellen und sie gemeinsam mit mir neu zu definieren? Dann bitte ich Sie, Zettel und Stift zur Hand zu nehmen, und wünsche Ihnen viel Freude beim Lesen und viel Erfolg auf dem Weg in Ihre schlanke Zukunft.

Ihre

Daniela Galitzdörfer

PS: Auf Doppelbenennung und Sprachschöpfungen wird verzichtet. Die im Buch verwendeten Sprachformen schließen alle Geschlechter mit ein.

1

SCHLANK DENKEN,
HANDELN UND FÜHLEN

Die Abschnitte dieses Kapitels bilden die Grundpfeiler für eine tragende Beziehung zu Ihrem Körper. Baut Ihr Umgang mit sich selbst auf diesen Grundpfeilern auf, beherrschen Sie die Grundzüge schlanken Denkens.

Der erste Abschnitt beschäftigt sich mit der Verantwortung, die Sie für sich selbst, Ihren Körper, Ihre Gedanken und Ihre Entscheidungen haben. Sie erkennen, was es konkret bedeutet, diese Verantwortung zu tragen, und in welchen Bereichen es gilt, mehr Verantwortung zu übernehmen.

Der zweite Abschnitt thematisiert die Selbstfürsorge. Sie vereint unterschiedliche Aspekte verschiedener Lebensbereiche. Die meisten von uns haben Selbstfürsorge gar nicht oder nur ansatzweise gelernt. An dieser Stelle erfahren Sie, wie Sie erfolgreich für sich selbst sorgen können.

Der dritte Abschnitt erläutert den Zusammenhang zwischen schlankem Lebensstil und Kommunikation. Es ist von großer Bedeutung, wie Sie mit sich selbst sprechen und wie Sie andere zu sich sprechen lassen.

Im vierten Abschnitt geht es um die Körperwahrnehmung. Der Körper sendet dauerhafte Signale, die uns helfen, schlanke Entscheidungen zu treffen. In diesem Abschnitt wird erklärt, wie Sie diese Körpersignale richtig deuten.

Der fünfte Grundpfeiler stellt die Beziehung zu uns selbst dar. Idealerweise ist dies eine liebevolle Partnerschaft, wie im fünften Abschnitt beschrieben.

Der sechste Abschnitt widmet sich der Lebensfreude. Sie erfahren, wie Sie verlorene Lebensfreude wieder zurückgewinnen können und wie sie Sie dabei unterstützt, einen schlanken Lebensstil zu führen.

Der siebte Abschnitt beschäftigt sich mit der inneren Freiheit, die Sie in Bezug auf schlankes Denken, Handeln und Fühlen haben.

Abschließend wird im achten Abschnitt verdeutlicht, welche Rolle Ihr Selbstbewusstsein für das schlanke Denken spielt.

Um eine neue, schlanke Einstellung entwickeln zu können, werden in den kommenden Abschnitten Verhaltens- und Denkweisen infrage gestellt, die Sie bisher als selbstverständlich angenommen haben. Zudem werden die Denkmuster schlanker Menschen genauestens betrachtet. Dadurch können Sie sich diese Denkstrukturen zu eigen machen. Die automatische Folge schlanken Denkens ist das schlanke Handeln und das schlanke Fühlen. Zusammen bilden diese drei Faktoren die drei Voraussetzungen für einen dauerhaft schlanken Lebensstil.

1.1

VERANTWORTUNG

Schlanke Menschen wissen, dass ihr Körper und ihre Gesundheit ein Geschenk sind. Sie sind sich bewusst, dass sie für ihren Körper verantwortlich sind.

Stellen Sie sich vor, Sie befinden sich auf einer Autofahrt, der ersten mit Ihrem schicken und hochwertigen Neuwagen. Sie fahren zum ersten Mal durch die Landschaft, offroad versteht sich, um auszuprobieren, was das Gefährt verkraftet: von null auf hundert beschleunigen und ruckartig bremsen – alles, was so dazugehört und Spaß macht.

Natürlich beladen Sie Ihr Schmuckstück mit ordentlich Gepäck – deutlich mehr als die zugelassene Höchstlast wird es schon aushalten. Na ja und wenn es ums Tanken geht, dann muss der Billigbrennstoff reichen, egal welcher. Die teure Wartung, Ölwechsel und fachgerechte Pflege, das sparen Sie sich. Schließlich ist es ein Neuwagen, was soll da schon passieren? So schnell wird da ja nichts Gravierendes kaputtgehen – oder?

Natürlich wäre es besser, mit dem schicken Flitzer verantwortungsvoller umzugehen. Interessanterweise haben wir bei einem Auto ein inneres Gefühl, das uns mitteilt, was wir tun und lassen sollten, um es lange zu erhalten.

SIE HABEN NUR DIESE EINE CHANCE – NUTZEN SIE SIE WEISE

Stellen Sie sich nun bitte vor, Sie würden nur ein einziges Auto in Ihrem Leben besitzen. Wenn das kaputt ist, bekommen Sie kein neues. Wie sorgsam würden Sie damit umgehen? Bitte lassen Sie diese Frage einen Moment auf sich wirken.

Sicher wissen Sie bereits, worauf ich hinauswill.

So, wie wir häufig aus Unwissen unser einzigartiges Transportmittel – unseren Körper – behandeln, brauchen wir uns über Verschleiß und Fehlermeldungen nicht zu wundern. Doch das kann sich ändern, indem Sie sich dafür entscheiden, Verantwortung zu übernehmen und Experte zu werden in Bezug auf Pflege und Wartung Ihres Körpers.

FANGEN SIE JETZT DAMIT AN, VERANTWORTUNG ZU ÜBERNEHMEN

Die gute Nachricht in diesem Zusammenhang ist: Verantwortung kann man lernen. Doch meist lernen wir erst, wenn wir schon einige Verschleißerscheinungen zeigen. Denn leider gibt es noch keine Kurse oder Seminare, die uns bereits im Kindesalter dieses essenzielle Wissen über die optimale Versorgung unseres Körpers nahebringen. So orientieren wir uns beim Umgang mit unserem Körper ungefragt an unseren Bezugspersonen oder Vorbildern, die es bedauerlicherweise oft auch nicht richtig machen.

Zunächst werden wir von dem geprägt, was unsere Eltern uns vorleben. Wir sind davon abhängig, von ihnen genährt zu werden. Also imitieren wir, welche Nahrungsmittel sie als genießbar einstufen und welche geschmacklichen Vorlieben sie an den Tag legen. Außerdem passen wir uns an das Essverhalten innerhalb der Familie an. Schnelles Essen, bestimmte Essgewohnheiten, der Drang, Nachtisch oder Süßspeisen genießen zu wollen – das alles sind Verhaltensweisen, die wir unbewusst übernehmen.

Dieses Lernen durch Beobachten und Nachahmen, das sogenannte Modelllernen,[1] betrifft nicht nur das Ess-, sondern auch das Trinkverhalten, Sport und Bewegung. Unser ganzes Leben ist davon beeinflusst, was wir in den ersten Jahren gelernt haben. Gefühle und Stimmungen in Bezug auf Nahrung werden mittels unserer Spiegelneuronen von anderen übernommen. Vielleicht kennen Sie das: In der Werbung beißt jemand in ein appetitliches Produkt, und Ihnen läuft beim Zusehen das Wasser im Mund zusammen? Dafür sind unsere Spiegelneuronen verantwortlich.

Auch wenn wir als Babys und Kleinkinder durch Beobachten Verhaltensweisen erlernen, die wir in der Regel lebenslang beibehalten, gibt es die Möglichkeit, aktiv etwas an unserem Verhalten zu verändern und Verantwortung zu übernehmen. Dafür ist es nötig, dass wir uns diese Verhaltensweisen bewusst machen, erst dann können wir Alternativen einüben.

SIE SIND DIE EINZIGE PERSON, DIE FÜR IHREN KÖRPER VERANTWORTLICH IST

Für das weitere Verständnis ist es unumgänglich, dass wir mit Verantwortung dasselbe meinen. Zunächst beziehe ich mich auf die im Duden angeführte Definition:[2]

Verantwortung, die

a) (mit einer bestimmten Aufgabe, einer bestimmten Stellung verbundene) Verpflichtung, dafür zu sorgen, dass (innerhalb eines bestimmten Rahmens) alles einen möglichst guten Verlauf nimmt, das jeweils Notwendige und Richtige getan wird und möglichst kein Schaden entsteht.

b) Verpflichtung, für etwas Geschehenes einzustehen (und sich zu verantworten).

Übertragen auf unseren Körper und unser Denken bedeutet das zum einen, dass es unsere Aufgabe, sogar unsere Pflicht ist, dafür zu sorgen, dass es uns möglichst gut geht und wir alles Notwendige und Richtige tun, damit

18

unser Körper optimal versorgt ist und keinen Schaden nimmt.

Im zweiten Abschnitt heißt es zum anderen, Verantwortung ist die Verpflichtung, für bereits Geschehenes einzustehen. Dafür ist niemand außer uns selbst verantwortlich. Unsere Eltern sind es spätestens ab unserer Volljährigkeit – meines Erachtens schon früher – nicht mehr. Wie genau diese Verantwortung aussehen kann, was sie umfasst und was Sie dazu bei-tragen können, Ihren Körper optimal zu ver-sorgen, damit werden wir uns im Folgenden beschäftigen.

Je eingehender Sie sich mit dem schlanken Lebensstil auseinandersetzen, umso mehr Bereiche werden auftauchen, in denen der Begriff „Verantwortung übernehmen" eine neue Bedeutung gewinnt. Es kann sein, dass viele bisher aufgrund Ihrer Prägung und Erzie-hung als selbstverständlich angesehene Verhal-tens- und Denkweisen sowie Gefühle infrage gestellt werden. Das kann zunächst überfor-dernd und beängstigend wirken. Lassen Sie sich dennoch nicht von diesen Empfindungen verunsichern. Sie sind vollkommen natürlich, wenn es darum geht, verinnerlichte Verhaltens-muster zu verändern.

Versuchen Sie, sich in Ihrem eigenen Tempo auf den Veränderungsprozess einzulassen. Darauf zu achten, ist bereits ein erster erfolg-reicher Schritt, Verantwortung für sich selbst zu übernehmen.

ÜBERNEHMEN SIE VERANTWORTUNG FÜR IHR SCHLANKES DENKEN, HANDELN UND FÜHLEN

Diese Verantwortung für uns selbst erstreckt sich über nahezu alle Lebensbereiche. Essenziell für schlankes Handeln ist eine gute Ernährung. Dazu gehören hochwertige Nahrungsmittel, die den Körper mit den nötigen Mineralstoffen und Spurenelementen versorgen, und gleichermaßen eine ausreichende Flüssigkeitszufuhr, am besten in Form von Wasser. Zudem sind Bewegung, frische Luft und ausreichend Möglichkeiten zur Regeneration entscheidend. Wir werden diese Themen in Kapitel 2 vertiefen.

Die Verantwortung für das psychische Wohlbefinden, das zum Bereich des schlanken Denkens zählt, stellt einen zusätzlichen Grundbaustein dar. Befinden wir uns mental nicht im Gleichgewicht, kann sich das körperlich manifestieren, wir können krank werden. Innere Ausgeglichenheit ist also eine Voraussetzung, um schlank denken und leben zu können. Negativer Stress sollte hingegen vermieden werden.

Verantwortung für das eigene Verhalten zu übernehmen bedeutet in Bezug auf schlankes Denken, folgende Frage zu verinnerlichen: Dient dieses Verhalten meinen Zielen? Denn nur wenn eine Handlung unseren Zielen dient, sollten wir sie ausführen. Ansonsten legen wir uns selbst Steine in den Weg. Dies werden wir in Abschnitt 3.4 „Beweggründe" noch genauer betrachten.

Ist es Ihr Ziel, Diät zu halten, kann das bedeuten, sich im Supermarkt für gesunde Lebensmittel zu entscheiden oder aber auf eine lange Autofahrt einen gesunden Snack mitzunehmen, anstatt an der Raststätte zu einer ungesunden Variante zu greifen, weil irgendwann der Heißhunger einsetzt.

Auch für unsere Gefühle sollten wir Verantwortung übernehmen. Das bedeutet, dass wir lernen, unser Empfinden zu steuern und kontrollieren und nicht mehr emotional abhängig davon zu sein, wie andere mit uns umgehen.

Übernehmen wir Verantwortung für unser Denken, Handeln und Fühlen, erkennen wir, dass wir deutlich mehr Möglichkeiten haben, unser Leben positiv zu beeinflussen, als zunächst angenommen. Wir können unser Ziel wesentlich konsequenter verfolgen, wenn wir den äußeren Umständen nicht mehr handlungsunfähig gegenüberstehen. Wir gewinnen an Selbstsicherheit, steigern unser Selbstvertrauen und erleben Selbstwirksamkeit.

ÜBUNG: Verantwortung

1. Notieren Sie zu unterschiedlichen Lebensbereichen schlanken Denkens, Handelns und Fühlens jeweils fünf Beispiele:

a. ....
....

b. ....
....

c. ....
....

d. ....
....

e. ....
....

2. Bestimmen Sie auf einer Skala von 1 bis 10 wie viel Verantwortung Sie in dem jeweiligen Bereich bereits für Ihr schlankes Denken, Handeln und Fühlen übernommen haben.

1 = kaum Verantwortung, 10 = sehr viel Verantwortung

Schlankes Denken: ....

Schlankes Handeln: ....

Schlankes Fühlen: ....

3. Erstellen Sie nun eine Reihenfolge der Lebensbereiche, in denen Sie noch Verantwortung zu übernehmen haben. Zuerst sollen die Bereiche mit den niedrigsten Punktzahlen stehen.

4. Überlegen Sie, was Sie tun können, um in diesen Bereichen mehr Verantwortung für Ihr schlankes Denken, Handeln und Fühlen zu übernehmen.

5. Schreiben Sie sich die ersten ganz konkreten Schritte auf. Ein möglicher erster Schritt könnte sein: „Um im Bereich Sport mehr Verantwortung

für mein Leben zu übernehmen, beginne ich damit, mehr Bewegung in meinen Alltag zu integrieren. Ab morgen gehe ich deshalb zu Fuß zur Arbeit und benutze immer die Treppe statt den Fahrstuhl oder die Rolltreppe."

....
....
....
....
....
....
....
....
....
....
....
....
....

1.2

SELBSTFÜRSORGE

Schlanke Menschen sind Meister der Selbstfürsorge. Sie stehen für sich und ihre Bedürfnisse ein.

Die meisten von uns haben Selbstfürsorge nicht erlernt. Uns wurde nicht beigebracht, was es heißt, gut für sich zu sorgen. So wissen viele nicht genau, was Selbstfürsorge eigentlich bedeutet und wie diese aussehen kann. Oder uns wurde sogar vermittelt, dass es egoistisch ist, für uns selbst zu sorgen. Denn früher war die Ansicht weit verbreitet, dass es sich nicht „schickt" auf das eigene Wohlergehen zu achten. Viele von uns bekamen Sätze zu hören wie: „Der andere geht vor", „Nimm dich mal zurück", „Zuerst kommen die anderen, dann du selbst".

Wer wählerisch war, galt als undankbar. Gegessen wurde, was auf den Tisch und vor allem vorportioniert auf den Teller kam, der zu jeder Mahlzeit leer gegessen werden musste. Unter solchen Umständen ein intuitives Essverhalten zu entwickeln ist fast unmöglich. Aber dazu später mehr in Abschnitt 2.1 „Ernährung".

Falls Ihnen nichts davon bekannt vorkommt, gratuliere. Dann haben Sie beste Voraussetzungen, Selbstfürsorge spielend einfach zu erlernen, oder leben sie vermutlich schon erfolgreich.

ERLAUBEN SIE SICH, GUT FÜR SICH SELBST ZU SORGEN

Schauen wir uns doch einmal genauer an, was in unserem Inneren passiert, wenn wir solche Kommentare wie oben zu hören bekommen. Da wir großem gesellschaftlichen Druck ausgesetzt sind, versuchen wir, uns anzupassen, um akzeptiert zu werden. Doch dabei übergehen wir uns selbst. Gesunde Alternativen wurden den meisten von uns nicht beigebracht. Stattdessen wurde uns vorgelebt, dass es gut und richtig ist, sich diesen sozialen Forderungen unterzuordnen.

Nötig ist zunächst das Erlernen einer neuen Sichtweise, wenn wir etwas verändern wollen. Wir sind gewöhnt, andere als unseren Maßstab anzusehen. Wichtig und mitunter sogar überlebenswichtig war, dem zu entsprechen, was die anderen für angemessen hielten. Nun ist es Zeit, den Blick auf uns selbst zu richten.

Entscheiden Sie sich dafür, ab sofort nach Ihrem eigenen Maßstab zu handeln. Was ab heute zählen sollte, ist, was Sie selbst denken, was Sie fühlen, was Ihnen guttut und was Sie glücklich macht. Und dafür dürfen und sollen Sie sorgen.

Gemeint ist damit nicht, dass wir uns nicht mehr um andere kümmern sollen. Vielmehr geht es darum, angstfrei auf die eigenen Bedürfnisse zu hören und diesen entsprechend zu leben. Wer selbst gut versorgt ist, hat viel mehr zu geben als jemand, der Mangel empfindet. Beginnen wir damit, das eigene Gleichgewicht zwischen Geben und Nehmen zu finden.

HÖREN SIE AUF DIE LEISE INNERE STIMME IHRES KÖRPERS

Die Sorge für uns selbst umfasst viele unterschiedlich Aspekte aus allen Lebensbereichen. Und natürlich geht es auch darum, optimal für unseren Körper zu sorgen in Bezug auf Regeneration, Erholung, Ernährung, Bewegung und Sport.

Hierzu ein praktisches Beispiel einer Teilnehmerin meiner Seminare:

Britta K., 42, berichtete von dem Problem, in der Kantine nur Fast Food angeboten zu bekommen. Das hatte ihr in den letzten Wochen regelmäßig ihren Diäterfolg zunichtegemacht, da diese Küche nicht mit ihrer kohlenhydratarmen Ernährungsweise vereinbar war. Aus sozialen Gründen wollte sie aber gerne weiterhin mit ihren Kolleginnen gemeinsam zum Mittagstisch gehen.

Wir betrachteten verschiedene Lösungsmöglichkeiten: Sie könnte nur einen Teil der Mahlzeit essen und bestimmte Beilagen meiden. Oder sie könnte sich dazusetzen, ohne etwas zu konsumieren. Aber letztlich entschied sich Britta für die dritte Option. Sie fragte in der Kantine an, ob es möglich wäre, ihr eigenes Essen mitzubringen und lediglich das Getränk aus der Kantinenküche zu beziehen. Das war seitens der Kantinenleitung in Ordnung, und so konnte Britta von da an ihre vorgekochte und diätkonforme Mahlzeit problemlos im Kreis der Kolleginnen genießen, weil sie für ihre Bedürfnisse eingestanden war.

Manchmal werden wir durch vielfältige körperliche Symptome auf Defizite bei unserer Selbstfürsorge hingewiesen. Denn Selbstfürsorge ist eine Kunst, die wir nicht automatisch beherrschen, sondern die jede Menge Übung und qualifizierte Anleitung erfordert. Einerseits geht es darum, unsere eigenen Bedürfnisse zu erkennen. Andererseits müssen wir es schaffen, diese Bedürfnisse auch zu erfüllen. Und drittens sollten wird dabei aber nicht auf Kosten anderer agieren. Wie Sie dies erlernen können, erfahren Sie im anschließenden Übungsteil.

ÜBUNG: Selbstfürsorge

1. Überlegen Sie, in welcher konkreten Situation, Sie nicht ausreichend für sich selbst sorgen. Dies ist dann der Fall, wenn Sie sich wünschen, jemand anderes würde Ihnen in dieser Situation zur Hilfe kommen, oder wenn Sie Gefühle wie Traurigkeit und Hilflosigkeit empfinden.

2. Versuchen Sie nun zunächst zu erkennen, welches Bedürfnis dahintersteckt. Wünschen Sie sich, dass jemand Sie rettet oder Ihre Position bestärkt? Dann ist es Ihre Aufgabe, für sich selbst einzustehen. Es wird niemand kommen und Sie retten.

3. Malen Sie sich jetzt ganz genau aus, was Sie in diesem Moment brauchen, damit es Ihnen gut geht.

4. Wenn Sie das klar vor Augen haben, stellen Sie sich innerlich vor, wie Sie als etwa 20 Jahre ältere Person, als Sie jetzt sind, zu sich reisen. Sie stehen sich selbst gegenüber und geben sich das Fehlende. Das kann ein ermutigender Satz sein oder ein Gespräch, in dem Sie beide gemeinsam einen Plan erstellen, wie es weitergehen soll. Es kann aber auch die Kraft sein, für sich einzustehen, eine liebevolle Umarmung, oder was immer Sie gerade benötigen.

5. Verweilen Sie einen Moment in dem Gefühl, dass Sie alles haben, was Sie zur erfolgreichen Bewältigung der Situation brauchen.

6. Nehmen Sie dieses Gefühl mit ins Jetzt. Sie können diese Übung jederzeit im Alltag anwenden, wenn Sie Hilfe Ihres 20 Jahre erfahreneren Ichs benötigen.

1.3

KOMMUNIKATION

Schlank denken heißt, liebevoll und wertschätzend mit und über sich selbst zu sprechen.

Zunächst mag es Ihnen vielleicht befremdlich erscheinen, wenn ich empfehle, mit sich selbst zu sprechen. Dennoch geschieht das bereits oft, ohne dass wir uns dessen bewusst sind. Wir haben Stimmen in uns, die kommentieren, was wir gerade tun und wie wir uns dafür fühlen sollen. Das sind dann Sätze wie: „War ja klar, dass dir das passiert" oder „Du bist aber auch ein Tollpatsch" und weitere nicht sonderlich positive Wertungen.

Diese inneren Stimmen haben ihren Ursprung in den Menschen, die wir im Laufe unseres Lebens gehört haben. Sie klingen sogar meist genauso wie sie. Diese Stimmen können den Klang eines Elternteils haben, eines Partners, eines ehemaligen Lehrers oder wer auch immer es geschafft hat, uns so tief zu treffen, dass wir diesen Nachhall verinnerlicht haben.

Als Kind mussten wir instinktiv versuchen, es unseren Eltern recht zu machen, denn wir wollten geliebt werden. Für ein Kind ist es sogar lebensnotwendig, von den Eltern gemocht und somit versorgt zu werden. Daher ist es darauf geprägt, ihnen zu gefallen und auf die Dinge zu achten, die sie sagen. Wir haben die Stimmen der Eltern verinnerlicht und alles, was sie uns mitteilten, abgespeichert, um eine genaue Anleitung zu haben, was erwünscht ist und was nicht.

Ich möchte Sie bitten, auf diese inneren Stimmen zu achten, wenn Sie weiterlesen. Halten Sie während des Lesens inne und lauschen Sie noch einmal, ob Sie eine der Stimmen wahrnehmen.

FREUNDEN SIE SICH MIT IHREM INNEREN KRITIKER AN

Von unseren inneren Stimmen dominiert meist der Kritiker. Er ist stets mit unserer Leistung unzufrieden. Ein „gut genug" kennt er nicht. Er erklärt uns, was wir in der Situation oder an uns optimieren könnten. Oder er vergleicht uns mit anderen, die in bestimmten Bereichen besser zu sein scheinen, mehr erreicht haben oder mehr können als wir. Der innere Kritiker lässt uns mit einem traurigen Gefühl der Unzulänglichkeit zurück.

Nehmen Sie sich bitte einen kurzen Moment Zeit, um sich vorzustellen, wie Ihr innerer Kritiker aussieht: die Kleidung, die er trägt, den Klang seiner Stimme, seine Gestalt und seine Lieblingssätze.

Wie können wir uns nun mit diesem inneren Kritiker arrangieren? Ihn ganz zum Schweigen zu bringen ist schwer möglich. Er meint es eigentlich nur gut. Er möchte uns vor Hochmut, Fehlern, Faulheit und Zweitklassigkeit bewahren.

Durch ein paar einfache Techniken können wir aber einen Kompromiss mit ihm schließen. Stellen Sie sich dazu vor, dass es ab sofort Ihre Aufgabe ist, mit dem inneren Kritiker im Team zusammenzuarbeiten. Immer wenn er versucht, einen Kritikpunkt anzuführen, sagen Sie innerlich laut „Stopp!". Anschließend nehmen Sie sich einen Augenblick Zeit und formulieren bewusst etwas Positives zum beanstandeten Thema.

Hierzu ein kleines Beispiel aus meiner Beratungspraxis:

Max K., 56, hatte sich zum Ziel gesetzt, 15 Kilogramm abzunehmen. Er arbeitete mit mir seit zwei Monaten an seiner Gewichtsreduktion und die ersten 10 Kilo hatte er bereits verloren.

Er berichtete mir in einer Sitzung lachend von einer Begegnung mit dem inneren Kritiker. Glücklicherweise hatte er sie gut meistern können, da wir uns im Vorfeld bereits über den inneren Kritiker unterhalten hatten. Lesen Sie selbst, wie es Max ergangen ist:

Um sich zu belohnen, hatte Max beschlossen, sich eine neue Jeans zu kaufen. Doch als er vor dem Spiegel stand und sich in seiner neuen Jeans betrachtete, machte sich der innere Kritiker bemerkbar. „Objektiv gesehen gab es nichts an der Hose auszusetzen. Sie stand mir sogar richtig gut", berichtete mir Max. Aber der Kritiker meinte: „Na ja, also deine Oberschenkel sind schon immer noch zu dick. So eng solltest du diese Hose nicht tragen und überhaupt: Wenn du darin neben den Jungs aus dem Fitnessstudio stehst, dann siehst du sowieso nur peinlich aus. So fit wie die wirst du sowieso nie sein. Da hast du gar nicht die Veranlagung dafür."

„Nach dieser kalten Dusche hätte ich es vor unseren Gesprächen niemals geschafft, die Hose zu kaufen und mit einem guten Gefühl zu tragen", grinste Max. „Aber dem hab ich es gezeigt, ich habe ihm einfach das Stoppschild vorgehalten und ihn in die Schranken gewiesen. Den habe ich direkt auf die Ersatzbank gesetzt im Kopf, so wie wir das geübt hatten. Und Sprechverbot habe ich ihm auch erteilt. Da hat er zwar dumm geguckt, aber ich hab mich richtig gut gefühlt. Und hab mir Komplimente gemacht, so wie Sie mir das gezeigt hatten. Meine Oberschenkel sehen in der Jeans nämlich knackig aus. Richtig sportlich, so wie ich das mag. Das habe ich mir dann auch gesagt. Und natürlich hab ich die Hose dann auch gekauft. Ich entscheide schließlich, was mir gefällt, nicht dieser Nörgler in meinem Kopf. Ich bin echt froh, dass ich solche Situationen inzwischen so gut in Griff bekomme."

Wie Max können auch Sie die Stopptechnik einsetzen. Mit etwas Übung erkennen Sie den inneren Kritiker schon nach Kurzem an seiner Stimme. Dann können Sie ihm sofort einen Platzverweis erteilen, so wie Max seinen Kritiker auf die Ersatzbank verbannt hat. Anschließend überlegen Sie sich ein schönes Kompliment für sich selbst.

Auch wenn der innere Kritiker zunächst etwas schmollend dabeistehen und noch einige Male ansetzen wird, dazwischenzuplappern, mit der Zeit wird er sich daran gewöhnen, und wenn

Sie die Stopptechnik konsequent einsetzen, lernt er zu verstummen.

Es soll sogar innere Kritiker geben, die sich irgendwann daran beteiligen, Komplimente zu machen, zu loben und positiv zu denken. So ansteckend kann diese Technik sein. Lassen Sie sich überraschen!

LERNEN SIE, STETS LIEBEVOLL UND ERMUTIGEND ZU SICH ZU SPRECHEN

Liebevolle Kommunikation ist individuell. Sie setzt sich aus verschiedenen Facetten zusammen. Nun ist es an Ihnen zu erforschen, was genau liebevolle Kommunikation für Sie ganz persönlich bedeutet.

Eine liebevolle Kommunikation zeichnet sich durch wertschätzende Worte und eine freundliche Sprachmelodie aus. Versuchen Sie, sich selbst gut zuzureden. Üben Sie, sich Komplimente zu machen und nur positiv über sich zu reden. Anfangs kann sich das ganz schön ungewohnt anfühlen. Das ist aber vollkommen natürlich, wenn man bedenkt, wie lange Sie der Stimme des Kritikers ausgesetzt waren. Geben Sie sich und Ihrem Inneren Zeit.

Eine weitere Variante liebevoller Kommunikation besteht darin, sich selbst gegenüber Wohlwollen auszudrücken. Gönnen Sie sich etwas. Zeigen Sie sich selbst, dass sie sich etwas wert sind. Loben Sie sich und seien Sie stolz auf sich.

Liebevolle Kommunikation kann auch bedeuten: Üben Sie sich selbst gegenüber Toleranz.

Es ist in Ordnung, Fehler zu machen, nicht perfekt zu sein oder nicht alles auf einmal zu schaffen.

Lernen Sie, Geduld mit sich zu haben. Der Begriff „Engelsgeduld" gefällt mir an dieser Stelle besonders gut, denn er vereint Geduld und eine Sanftheit, die ich mir für uns alle im Umgang mit uns selbst wünsche.

Besonders wichtig in der liebevollen Kommunikation mit uns selbst ist die bedingungslose Akzeptanz. Uns selbst bedingungslos zu akzeptieren, ohne etwas leisten zu müssen, fällt uns meist sehr schwer. Verständlich, denn wir leben in einer Leistungsgesellschaft. Üben Sie daher, sich selbst zu sagen: „Ich liebe es, mit dir zu leben. Du bist einfach wunderbar. Mit keinem Menschen würde ich lieber leben. Ich bin so unendlich dankbar dafür, das macht mir die größte Freude." Noch wirkungsvoller sind diese Worte, wenn sie mit einem Lächeln vor dem Spiegel ausgesprochen werden.

Liebevolle Kommunikation stärkt unsere Psyche, unseren Körper und unser Immunsystem. Sie bleiben also gesund, wenn Sie freundlich zu sich sprechen, körperlich und auch geistig. Liebevolle Worte motivieren und ermutigen. All das führt zu einem stabilen Selbstbewusstsein und einer positiven Grundhaltung.

Schon nach kurzer Zeit werden Sie feststellen, dass diese neuen, wohlwollenden Sätze in Ihr Unterbewusstsein übergehen. Was anfangs Ihre volle geistige Aufmerksamkeit braucht, wird zur Gewohnheit.

ACHTEN SIE DARAUF, WIE ANDERE
MIT IHNEN REDEN DÜRFEN

Sorgen Sie dafür, dass andere nicht herablassend mit Ihnen reden. Zunächst mögen Sie denken: Wie andere zu mir sprechen, daran kann ich doch nichts ändern? Vielleicht können Sie nicht ändern, was das Gegenüber sagt, aber Sie können ändern, wie Sie darauf reagieren. Und damit übernehmen Sie Verantwortung dafür, wie man mit Ihnen sprechen darf.

Stellen Sie sich einen wütenden Elternteil vor, der den Lehrer anfaucht: „So sprechen Sie nicht mit meinem Kind!", und besagtes Kind dann am Arm packt und in Sicherheit bringt. Daran sollten Sie sich erinnern, wenn Ihnen nächstes Mal zum Beispiel jemand wenig liebevoll zu verstehen gibt: „Also irgendwie macht dich der Pulli fett" oder: „Du hast aber auch zugenommen, oder?"

Natürlich wird Ihr Gesprächspartner behaupten, es ja nur gut mit Ihnen zu meinen. Aber seien wir ehrlich: Derartige Aussagen sind komplett unnötig. Sie wissen bestimmt selbst am besten, dass dieser Pulli vielleicht etwas aufträgt, denn Sie haben sich bereits im Spiegel betrachtet. Ebenso wird es Ihnen aufgefallen sein, wenn Sie wirklich zugenommen haben. Und dann sind Sie vermutlich selbst am wenigsten erfreut darüber und benötigen nicht noch zusätzliche Hinweise von anderen. Die kritischen Bemerkungen Ihres Gesprächspartners bewirken also lediglich, dass Sie sich noch schlechter fühlen.

WIE SIE MIT MIESMACHERN AM BESTEN KOMMUNIZIEREN

Wie kann das Ganze nun liebevoll ablaufen? Nehmen wir das Beispiel des auftragenden Pullis. Ich selbst habe einen unvorteilhaften Pulli, und wissen Sie was? Ich liebe ihn! Weil er bequem ist und ich mich darin wohlfühle. Ich liebe die Farbe des Pullis, und wenn ich in den Spiegel schaue, sehe ich, dass meine Figur mit einem anderen Pulli vielleicht besser in Szene gesetzt werden kann. Aber was ich eigentlich wahrnehme, überwiegt: Ich sehe eine Frau, der die Farbe des Pullovers schmeichelt, deren Gesichtsfarbe dadurch rosig wirkt, deren Augenfarbe strahlt und die ein Lächeln im Gesicht hat, das ausdrückt: Ich fühle mich pudelwohl in meiner Haut.

Wer es wirklich gut mit mir meint, der sieht als Erstes mein Strahlen und mein Wohlgefühl und freut sich mit mir, anstatt mir mit negativen Kommentaren meine Stimmung vermiesen zu wollen. Und wer das doch will, dem entgegne ich: „Bitte sprechen Sie nicht so mit meinem Körper." Wenn dieser freundliche Hinweis nicht hilft, mache ich künftig einen großen Bogen um solche Miesmacher. Denn wie man mit Ihnen und über Sie sprechen darf, entscheiden schließlich Sie allein.

ÜBUNG: Ein Liebesbrief an Sie selbst

Zunächst mag der Gedanke, sich selbst einen Liebesbrief zu schreiben, komisch klingen. Doch je mehr Sie das Gefühl haben, mit dieser Übung rein gar nichts anfangen zu können, umso wichtiger ist es, dass Sie sie durchführen.

Im Laufe unseres Lebens haben wir viele Beurteilungen über unseren Körper gehört. Das können negative Aussagen gewesen sein, wie zum Beispiel: „Und so willst du rausgehen?", aber auch positive Äußerungen wie: „Toll hast du abgenommen, steht dir viel besser als vorher." Doch was passiert, wenn wir dann wieder zunehmen? Wir fühlen uns wie Versager, wertlos, hässlich und unzureichend.

Wenn wir lieben, sehen wir den anderen durch eine rosarote Brille. Er ist in unseren Augen perfekt. Auch seine Macken sind einzigartig und liebenswert. Es gibt nichts, was am anderen zu optimieren wäre, nichts zu meckern, nichts zu verbessern.

Wir betrachten unser Gegenüber mit einem liebenden Blick, sehen durchweg das Positive, stellen keine Bedingungen. Und dazu möchte ich Sie nun einladen: einen liebenden Blick auf sich selbst zu entwickeln, indem Sie einen Liebesbrief an sich selbst schreiben:

Liebe/r ....,

ich habe Dir in letzter Zeit nicht die gebührende Aufmerksamkeit geschenkt. Dafür möchte ich mich zunächst bei Dir entschuldigen. Auch habe ich nicht freundlich zu Dir gesprochen, Dich abfällig behandelt. Das tut mir von Herzen leid. Ganz besonders möchte ich mich dafür entschuldigen, dass ....

...

...

.... (füllen Sie aus, was Ihnen dazu in den Sinn kommt).

Das alles möchte ich in Zukunft anders machen. Ich möchte Dich so lieben und wertschätzen, wie Du bist.

Alles an Dir ist liebenswert, wertvoll und wunderbar.

*Allein schon Dein Äußeres gefällt mir sehr gut, ganz besonders schön finde ich an Dir ....,
.... und ....*

*Ich habe manchmal wegen Deiner Eigenheiten schroff mit Dir geredet und war ungeduldig mit Dir. Auch da will ich mich bessern und Dir künftig liebevoll zur Seite stehen. Ich weiß, Du versuchst Dein Bestes, besonders wenn es darum geht, ...
.... , ...
.... Künftig kannst Du auf mich zählen. Ich werde mit Dir und nicht gegen Dich arbeiten.*

Ganz besonders toll finde ich, dass Du dieses Buch bearbeitest und Dich weiterentwickeln möchtest. Ich freue mich darauf, dass wir beide künftig eine liebevollere und achtsame Beziehung miteinander führen werden. Ich liebe Dich von ganzem Herzen und freue mich auf die Zeit mit Dir.

*Was ich Dir abschließend noch sagen will, ist, ...
....
....
....
....*

In Liebe,
Dein/e

....

Lesen Sie sich diesen Brief täglich, am besten laut vor dem Spiegel vor, während Sie sich in die Augen blicken und ein Lächeln schenken.

1.4

KÖRPERWAHRNEHMUNG

Schlanke Menschen haben eine ausgeprägte Körperwahrnehmung und sind in gutem Kontakt mit ihren Gefühlen und Bedürfnissen.

So wie der innere Kritiker, den wir ja bereits kennengelernt haben, zu uns spricht, so spricht auch unser Körper zu uns. Leider haben wir im Laufe der Zeit verlernt, ihm zuzuhören und seine Sprache zu verstehen. Unser Körper äußert sich zum Beispiel auf folgende Weise:

Ein Druckgefühl in der Magengegend, Nackenverspannungen oder Schlafprobleme können auf psychische Belastungen hindeuten. Ignorieren wir diese ersten Hilferufe unseres Körpers, kann es passieren, dass wir mit der Zeit chronische Kopfschmerzen oder andere chronische Krankheiten entwickeln. Die Einnahme von Tabletten wird zum Normalzustand, denn schließlich müssen wir weiterhin im Alltag funktionieren. Irgendwann brechen wir unter den Folgen der Erkrankung zusammen, oft ganz plötzlich. Aber ist das wirklich so überraschend?

Mit Blick auf die oft jahrelangen körperlichen Symptome kommt ein solcher Kollaps in Wahrheit gar nicht so unangekündigt. Tatsächlich liegt es an uns, dass wir verlernt haben, die

Hilferufe des Körpers zu deuten und rechtzeitig Maßnahmen zur Gesunderhaltung zu ergreifen.

Dazu ein Beispiel aus meiner Beratungspraxis:

Gerit D., 53, kam nach jahrelangen Versuchen, ihr Gewicht konstant zu halten, zu mir. Sie hatte schon öfter erfolgreich abgenommen. Sobald sie dann aber im Berufsleben Stressphasen erlebte, waren die Kilos sofort wieder drauf. Stress kam in ihrem Beruf aber sehr häufig vor, denn sie hatte eine Führungsposition im Gesundheitswesen inne. Ihre persönliche Stressbelastung schätzte sie auf einer Skala von 1 bis 10 bei 8 ein, ein bedenklich hohes Stresslevel. Gerit berichtete, dass ihr meist die Zeit fehlte, regelmäßig zu essen. Allerdings spürte sie über den Tag hinweg ein leichtes Ziehen in der Magengegend und Schulterverspannungen. Wurde das Stressgefühl für sie zu stark, ging sie in das Dienstzimmer der Kollegen und griff gerne und beherzt in die Schüssel mit Süßigkeiten. Dies stellte für sie eine kleine Auszeit und Belohnung dar, was das Stressempfinden für den Moment reduzierte. Einerseits entschuldigte sie dieses Verhalten vor sich selbst damit, dass sie ja sonst nichts esse, andererseits fühlte sie sich danach aber meist auch schuldig und schlecht. Als Konsequenz verbot sie sich, geregelt zu Mittag zu essen. Das führte wiederum dazu, dass sie am Abend meist so ausgehungert war, dass sie sich nachts noch eine große Schüssel Nudeln kochte oder sich eine Pizza in den Ofen schob. Auch wenn sie also nicht wirklich viel aß, so nahm sie doch sehr kalorienreiche Nahrungsmittel zu sich, was ihren Diäterfolg in Kürze zunichtemachte.

Um Gerit aus diesem Teufelskreis zu befreien, war es notwendig, dass sie ihre Stressbelastung über den Tag deutlicher wahrzunehmen lernte. Nur so konnte sie eine nachhaltige Verhaltensänderung erreichen. Wir erstellten einen mehrstufigen Plan, der verschiedene Elemente umfasste: Mentalübungen zur Achtsamkeit, Körperwahrnehmung und Stressreduktion, aber auch eine gezielte Ernährungs- und Pausenübersicht. So lernte Gerit zum einen, die Signale ihres Körpers deutlicher wahrzunehmen und entsprechend darauf reagieren zu können. Zum anderen reduzierten wir die Stressoren, indem wir konsequent Pausenzeiten in ihren Alltag integrierten, in denen sie kurz zur Ruhe kommen konnte. Über einen angepassten Ernährungsplan verhinderten wir Heißhungerattacken. Mithilfe dieses Ansatzes konnte Gerit ihr Zielgewicht erneut erreichen und dauerhaft halten.

LERNEN SIE, DIE SPRACHE IHRES KÖRPERS WIEDER WAHRZUNEHMEN

Der Körper will sich uns durch Schmerzen, Krankheiten oder auch Gefühle mitteilen. Schmerzen zeigen sich häufig, wie oben beschrieben, zunächst als leichtes Unwohlsein oder als Spannungsgefühl. Unsere überwiegend sitzende und bewegungsarme Lebensweise hat dazu geführt, dass diese leichten Symptome sozusagen zum Normalzustand wurden.

Unsere natürlichen Impulse, uns zu bewegen, um diese Verspannungen abzubauen, mussten wir spätestens ab dem Grundschulalter unterdrücken, denn Zappeln und Herumspringen war unerwünscht.

Auch drücken wir unsere Gefühle nicht mehr durch Bewegung aus wie in der Kindheit. Kinder hüpfen, wenn sie sich freuen, werfen sich auf den Boden und trommeln mit den Fäusten, wenn sie wütend sind, und haben noch viele andere Ausdrucksweisen der Bewegung, die letztlich dem Spannungsabbau dienen.

Ein weiterer essenzieller Bereich der Körperwahrnehmung ist das Erfassen der eigenen Gefühle. Haben Sie wie viele andere unter den Anforderungen des Alltags verlernt, auf Ihre leisen Gefühle zu achten? Für die meisten von uns war es nötig, im Laufe des Lebens abzustumpfen und sich ein dickes Fell zuzulegen, um den Härten des Alltags standhalten zu können. Doch die Gefühle sind weiterhin vorhanden. Wir entfernen uns durch solche Verhaltensweisen lediglich immer weiter von Teilen unserer selbst. Wir empfinden eine innere Leere, die mancher von uns versucht, durch emotionales Essen zu überwinden. Auf diese Thematik wird in Abschnitt 2.1 „Ernährung" noch genauer eingegangen.

Unangenehme Gefühle sind Hilfeschreie unseres Körpers. Dann sollten wir kurz innehalten und uns fragen, was genau wir gerade empfinden. Zunächst ist es nötig, festzustellen, was genau die Ursache für diese Gefühle ist. Meist hilft es schon, ein paar Mal tief ein und aus zu atmen, wenn wir die Ursache entdeckt haben, um eine erste Erleichterung zu spüren.

Im nächsten Schritt geht es darum, uns über Lösungsmöglichkeiten Gedanken zu machen, damit wir die Situation, die der Auslöser des unangenehmen Gefühls war, erträglicher gestalten können. Manchmal hilft es auch, einen Freund nach Lösungen zu fragen. Oft ergibt sich aber sogar im Laufe der Zeit ganz intuitiv eine Idee.

BLEIBEN SIE IN KONTAKT MIT IHREM KÖRPER

Eine gesunde Körperwahrnehmung hilft Ihnen dabei, in Kontakt mit Ihrem Körper zu bleiben. Dieser kann Ihnen zuverlässig mitteilen, ob er Hunger oder Durst hat und welche Nahrungsmittel er gerade benötigt.

Heutzutage haben wir meist nur Appetit, aber keinen Hunger. Erinnern Sie sich an eine Situation, in der Sie so hungrig waren, dass Sie nahezu jedes beliebige Nahrungsmittel dankbar verschlungen hätten? Dann hatten Sie echten Hunger.

Setzt das Sättigungsgefühl ein, fällt es uns schwer, jedes erdenkliche Lebensmittel dankbar zu verspeisen. Auch das können Sie einmal prüfen, wenn Sie das nächste Mal einen Nachschlag auf Ihren Teller laden. Wenn Sie den Nachschlag ebenfalls von einem Lebensmittel nehmen würden, das Ihnen nicht besonders gut schmeckt, dann haben Sie nach wie vor Hunger. Wollen Sie als Nachschlag allerdings einzig noch ein Stück des leckeren Käses verspeisen, so handelt es sich um Appetit.

Ebenso verhält es sich mit Durst. Echten Durst zu haben bedeutet, ein großes Glas stilles Wasser mit Genuss trinken zu können. Ich erinnere mich spontan an das Gefühl nach dem Schulsport. Wie froh war ich, nach einer Doppelstunde Leichtathletiktraining im Sommer endlich in der Umkleidekabine zu meiner Getränkeflasche greifen zu können.

Zudem sagt Ihr Körper Ihnen, auf welche Nahrungsmittel er Hunger (nicht Appetit) hat. Er weiß nämlich genau, was er gerade benötigt. Signalisiert er Hunger auf ein Stück Gurke oder eine Tomate, braucht Ihr Körper vermutlich Flüssigkeit. Stehen Nüsse im Fokus, kann es sich um Fettbedarf handeln. Beim Bedürfnis nach salziger Nahrung ist es der Mineralstoffhaushalt, der ausgeglichen werden möchte. Voraussetzung dafür, dass Sie wahrnehmen, welche Nahrung Ihrem Körper gerade guttut, ist allerdings, dass Sie so wenig wie möglich verarbeitete Produkte zu sich zu nehmen. Dies wird in Abschnitt 2.1 „Ernährung" noch naher erläutert.

Fordern Sie Ihren Körper auf, wieder mit Ihnen zu sprechen. Am Anfang mag es Ihnen zunächst ungewohnt erscheinen, sich eingehend mit Ihren körperlichen Wahrnehmungen zu beschäftigen. Doch gilt die Devise: Dranbleiben lohnt sich.

ÜBUNG: Auszeit im Alltag

Bitte lesen Sie die Anleitung zuerst einmal aufmerksam durch und beginnen Sie dann mit der Übung. Eine Alternative ist es, sich die Übung von einem

Partner vorlesen zu lassen oder sie im Vorfeld selbst vorzulesen, dies aufzunehmen und sich beim Üben anzuhören.

1. Setzen Sie sich bequem auf den Stuhl und stellen Sie beide Beine auf den Boden.

2. Beginnen Sie langsam und bewusst je 3 Sekunden durch die Nase einzuatmen und dann 3 Sekunden wieder auszuatmen. Diese Atemtechnik behalten Sie bitte während der Übung bei.

3. Schließen Sie nun die Augen und spüren Sie über mehrere Atemzüge hinweg, wie sich Ihre Füße auf dem Boden anfühlen.

4. Nun lassen Sie innerlich Ihre Aufmerksamkeit weiterwandern: erst zu den Unterschenkeln, dann zu den Oberschenkeln, und spüren Sie, wie die Oberschenkel auf dem Stuhl aufliegen. Nehmen Sie wahr, wie es sich anfühlt zu sitzen. Wie erleben Sie Ihren Rücken an der Stuhllehne? Ist das angenehm?

   Wie fühlen sich Arme, Schultern und Kopf an? Ist Ihr Gesicht entspannt?

5. Nehmen Sie sich Zeit, tief in Ihren Körper hineinzufühlen, während Sie ganz ruhig weiteratmen.

   Und nun erinnern Sie sich an einen Moment, in dem Sie sich so richtig wohlgefühlt haben. Wie hat sich das angefühlt? Wo haben Sie das gespürt? Im Bauch? War es ein wohliges Kribbeln? Wenn das Gefühl eine Farbe hätte, welche wäre das? Fühlte es sich warm oder kalt an? Oder hatte es sogar einen Klang? Wonach roch es?

   Versuchen Sie, Ihr persönliches „Wohlfühl-Gefühl" ganz genau zu spüren und zu beschreiben, während Sie ruhig weiteratmen. Nehmen Sie sich dafür 1 bis 2 Minuten Zeit. Bleiben Sie ganz bei Ihrem Gefühl.

6. Nun stellen Sie sich bitte eine kleine Schatzkiste vor – so groß, dass Sie sie immer mitnehmen können. Wie sieht sie aus? Welche Farbe hat das Holz? Ist sie verziert? Hat sie einen besonderen Geruch? Sehen Sie sie vor sich?

7. Prima, dann packen Sie bitte in Gedanken Ihr persönliches „Wohlfühl-Gefühl" dort hinein. Lassen Sie sich ein paar Atemzüge lang Zeit, und wenn es sicher verwahrt ist, lesen Sie weiter.

8. Nun ist Ihr „Wohlfühl-Gefühl" sicher in Ihrer persönlichen Schatzkiste aufbewahrt. Sie können es immer mitnehmen, überall hin. Und wenn Sie merken, dass Sie ein paar Atemzüge Ihres „Wohlfühl-Gefühls" brauchen, können Sie jederzeit vor Ihrem inneren Auge die Schatzkiste öffnen und das Gefühl freilassen.

9. Zum Abschluss nehmen Sie bitte noch einige Atemzüge und spüren Sie Ihren Körper auf dem Stuhl. Öffnen Sie die Augen und kommen Sie wieder ganz im Hier und Jetzt an, indem Sie sich etwas bewegen, strecken und rekeln und die Umgebung wieder deutlich wahrnehmen.

Ich hoffe, Ihre kleine Auszeit hat Ihnen gefallen und Sie können sich oft an Ihrer persönlichen Schatzkiste erfreuen.

Wenn Sie diese Übung ein paar Mal ausgeführt haben, werden Sie sie auswendig wiederholen können. So haben Sie einen Wohlfühlmoment zum Mitnehmen.

1.5

PARTNERSCHAFT MIT UNS SELBST

Schlanke Menschen sehen sich selbst als ihren Partner. Sie führen eine positive und liebevolle Beziehung mit sich.

Das, was für uns eine gute Partnerschaft ausmacht, basiert auf individuellen Bedürfnissen, Charaktereigenschaften, Prägungen und Erfahrungen. Der Partner wird jedoch oft in die Rolle desjenigen gedrängt, der Verletzungen aus früheren Beziehungen wiedergutmachen soll. Aber auf diese Weise gelangen wir nicht zu unserer inneren Ganzheit. Dies ist nur möglich, wenn wir uns selbst ein liebevoller Partner werden. Der erste Schritt dazu ist, für die Heilung unserer Verletzungen Verantwortung zu übernehmen und ihnen Aufmerksamkeit zu schenken.

Nachfolgend ein paar Beispiele zum Thema „liebevolle Beziehung" aus meinen Seminaren. Überlegen Sie sich bitte beim Lesen, ob Sie diesen Aussagen zustimmen würden:

„In einer liebevollen Partnerschaft akzeptiert man sich gegenseitig, wie man ist. Ich werde akzeptiert, wie ich bin. Gleichzeitig akzeptiere ich auch den anderen, wie er ist" (Martina F., 38).

„Ich gebe mir Mühe, in meinem Partner immer das Gute zu sehen, nicht von vornherein Schlechtes zu erwarten" (Peter H., 45).

„In einer liebevollen Partnerschaft ist es so, dass man mehr Liebe geben kann, statt Liebe vom anderen zu brauchen" (Simone R., 27).

„Voraussetzung für eine liebevolle Partnerschaft ist für mich, mir meiner selbst und meines Wertes bewusst zu sein" (Diana K., 64).

„Liebevoll zu sein, heißt für mich, dass ich verzeihen kann, dass der andere nicht perfekt ist, und uns immer wieder eine Chance gebe, daran zu arbeiten, bei Kleinigkeiten nicht nachtragend zu sein und Fehler nicht ewig vorzuhalten" (Klaus O., 48).

„Ein liebevoller Partner ist aufmerksam und interessiert sich für mich und die Dinge, die mir wichtig sind. Er fragt nach und nimmt sich Zeit, mir seine ganze Aufmerksamkeit zu schenken. So merke ich, dass ich ihm wichtig bin" (Stefanie B., 56).

„In einer liebevollen Partnerschaft ist mir wichtig, dass man sich gegenseitig bei Wachstum und Personlichkeitsentwicklung unterstützt – und auch gemeinsam daran arbeitet, neue Verhaltens- und Denkweisen einzuüben und sich gegenseitig beim Erreichen seiner Ziele zu unterstützen" (Marta E., 57).

Es ist hilfreich, sich von Zeit zu Zeit die Frage zu stellen, ob Sie sich selbst als Partner wählen würden. Denn diese sollten sie jederzeit mit einem begeisterten „Ja" beantworten können. Das ist ein Zeichen dafür, dass Sie selbstbewusst und mit sich im Reinen sind.

Keine Sorge, wenn Ihr „Ja" momentan noch zögerlich ausfallen sollte. Vielleicht wäre es ein Kompromiss, zunächst zu bestimmen, zu wie viel Prozent Sie jetzt zu sich „Ja" sagen können? Im Laufe der Lektüre wird sich das hoffentlich steigern. Wenn Sie sich am Ende des Buches diese Frage noch einmal stellen, würde ich mir wünschen, dass Sie etliche Prozent hinzugewinnen konnten und sich gerne als Partner an Ihrer Seite haben.

LIEBEN IST EIN VERB, MAN MUSS ES TUN

Über diesen Satz kann ich stundenlang nachdenken, vermutlich weil er so gar nicht der romantisch verklärten Vorstellung entspricht, die im Allgemeinen über die Liebe verbreitet wird. Liebe muss fulminant sein, einfach passieren ohne eigenes Zutun, einschlagen wie ein Blitz und für ein dauerhaftes Hochgefühl sorgen. Genau von dieser Vorstellung heißt es, sich zu verabschieden – zumindest wenn es darum geht, eine Partnerschaft mit sich selbst zu führen.

Liebe zu uns selbst bedeutet, Eigenverantwortung zu übernehmen, uns selbst anzunehmen, Gründe zu finden, warum wir liebenswert sind, und diese Liebesfähigkeit immer weiter zu entwickeln. Denn die einzige Person, mit der wir garantiert ein Leben lang zu tun haben werden, sind wir selbst. Nutzen wir diese Tatsache, um mit uns ein lebenslanges, glückliches Miteinander zu gestalten.

BEGINNEN SIE DAMIT, SICH SELBST LIEBE ENTGEGENZUBRINGEN

Ich möchte Sie heute dazu einladen, sich aktiv für eine Partnerschaft mit sich selbst zu entscheiden. Entscheiden Sie sich dafür, sich selbst etwas besser kennenzulernen, und geben Sie sich eine Chance. Vielleicht können Sie sich dann irgendwann von Herzen das Versprechen geben, für sich da zu sein und sich bedingungslos zu lieben, in guten und in schlechten Zeiten. Wählen Sie nun eine konkrete Situation aus, in der Sie sich ab heute mehr Liebe entgegenbringen möchten.

Um diesen Vorgang etwas anschaulicher zu gestalten, hier ein Beispiel für Selbstliebe aus meiner Praxis:

Sebastian E. hatte sich vorgenommen, jeden Tag etwas mehr Bewegung in seinen Alltag zu integrieren und deshalb täglich 30 Minuten spazieren zu gehen. Außerdem wollte er, wann immer es möglich war, die Treppe nehmen. Und da sein Arbeitsplatz in einem der oberen Stockwerke lag, hatte er allein während der Arbeitszeit einige Stufen zu überwinden.

Sebastian zählte zu den Personen, die in Bezug auf die eigene Leistung sehr hart mit sich ins Gericht gehen. Er war mit sich grundsätzlich nicht zufrieden und sein innerer Kritiker war ebenfalls der Meinung, dass er sich „noch um einiges mehr hätte Anstrengen können". Und er sein Ziel „vermutlich nie erreichen würde".

Sebastian fühlte sich mittwochs nach der Arbeit sehr schlapp und ausgelaugt. Nachdem er zu Hause ankam, schlief er direkt auf dem Sofa ein. Er war körperlich vollkommen erschöpft. Ebenso erging es ihm am Freitag.

Samstag und Sonntag kippte seine Stimmung bereits, und als er Sonntagabend seinen Wochenplan an Bewegungseinheiten für die kommende Woche erstellen wollte, konnte er sich kaum noch dazu motivieren. Schlecht gelaunt, wie er war, hatte er keine Lust zu kochen und überlegte sich, Pizza zu bestellen. Er war stark geneigt, seinem inneren Kritiker recht zu geben. Er würde vermutlich sowieso sein Ziel, 5 Kilo abzunehmen, nie erreichen.

Glücklicherweise wusste Sebastian bereits, wie er sich von diesem negativen Denken befreien konnte: Er setzte die Stopptechnik aus Abschnitt 1.3 „Kommunikation" ein, schickte seinen inneren Kritiker in Urlaub, lobte sich für das bereits Erreichte und sprach sich selbst gut zu. Danach machte er sich zu einem Spaziergang auf und kochte sich eine gesunde Mahlzeit.

Sebastian hatte es gerade noch rechtzeitig geschafft, seinen Diäterfolg nicht zu gefährden. Aber er hätte im Vorfeld deutlich partnerschaftlicher, verständnis- und liebevoller mit sich selbst umgehen können. Zunächst hatte Sebastian eine gute Entscheidung damit getroffen, sich mehr zu bewegen, um sein Ziel, 5 Kilo abzunehmen, schneller zu erreichen. Sein Vorhaben, täglich 30 Minuten spazieren zu gehen war ambitioniert, aber mit guter Planung seines Tagesablaufs durchaus umsetzbar. Sobald er zweimal eingeschlafen war, ließ er sich aber von seinem Vorhaben abbringen und verließ damit den Weg der Selbstliebe. Er hörte auf die Stimme des inneren Kritikers, die ihn beinahe zu einer Pizzabestellung verleitet hätte.

Ein achtsamer Umgang mit sich selbst hätte Sebastian vermutlich am Mittwoch und Freitag schon tagsüber gezeigt, dass sein Körper ihm deutliche Signale der Erschöpfung sendet. Diese hätte er bewusster wahrnehmen können. Dadurch hätte er die Möglichkeit gehabt, sich einen Wecker zu stellen, und nach einem kurzen Nickerchen trotzdem spazieren gehen oder eine verkürzte Runde laufen können.

Oder er hätte am Sonntag Bilanz ziehen und verständnisvoll mit seinen körperlichen Grenzen umgehen können. Dann hätte er bemerkt, dass sein Ziel, täglich spazieren zu gehen, in Anbetracht seiner Arbeitsbelastung vermutlich zu hochgesteckt war. Ein für ihn realistisches Ziel wäre gewesen, stattdessen fünf Tage pro Woche spazieren zu gehen und zwei Tage zur Regeneration zu nutzen.

Sebastian hätte somit die Verantwortung für eine förderliche Planung übernehmen können, statt seinen Körper dafür zu beschimpfen, nicht leistungsfähig genug zu sein.

Sich selbst ein guter Partner zu sein heißt, realistisch zu planen, so dass es mit den aktuellen Lebensbedingungen und körperlichen Voraussetzungen realisierbar ist, das gesteckte Ziel zu erreichen.

Ein liebevoller Partner unterstützt uns dabei, die Situation so anzupassen, dass ein Ziel weiterhin erreicht werden kann. Er hat die Aufgabe, zu motivieren und zu stärken, indem er einerseits Verständnis zeigt und andererseits dabei hilft, dranzubleiben und das Ziel im Auge zu behalten.

Sind wir uns selbst ein guter Partner, unterstützen wir uns also in unseren Vorhaben. Wir wünschen uns selbst das Beste und versuchen, uns optimal zu fördern, unsere Ziele zu realisieren und alles möglich zu machen, damit wir glücklich sein können. Mindestens einmal pro

Woche sollten Sie ganz bewusst, alleine etwas Schönes unternehmen. Das kann ein Besuch in der Therme oder der Sauna sein, eine Massage oder ein Spaziergang. Versuchen Sie, Ihren inneren Kritiker zu Hause zu lassen, und sprechen Sie positiv mit sich selbst im inneren Dialog.

Falls Ihnen beim Lesen dieser Worte der Gedanke kommt, dass sich das nach Egoismus anhört, lassen Sie diesen Gedanken ruhig weiterziehen. Sind Sie sich selbst ein guter Partner, übernehmen Sie für Ihr Wohlergehen die Verantwortung. Gleichzeitig befreien Sie Ihr Umfeld davon, für Ihr Wohlergehen verantwortlich zu sein. Und das ist genau das Gegenteil von Egoismus.

ÜBUNG: Kaffeeklatsch

1. Nehmen Sie sich in den kommenden fünf Tagen täglich 20 Minuten Zeit für ein Gespräch mit sich selbst.

2. Planen Sie diese Zeit als „Kaffeeklatsch" in Ihrem Kalender ein. Achten Sie darauf, dass Sie während dieser Zeit nicht gestört werden.

3. Nutzen Sie diese Zeit, um ein inneres Gespräch mit sich selbst zu führen. Das können Sie im Sitzen, beim Spazierengehen oder im Liegen während einer Meditation tun. Wenn es leichter für Sie ist, diesen inneren Dialog zu führen, indem Sie schreiben, dann stellen Sie sich die Fragen schriftlich und notieren Sie die Antworten in Ihrem „Kaffeeklatsch". Fragen Sie sich, wie es

Ihnen geht und wie Sie sich gerade fühlen. Hören Sie sich selbst zu, ob Sie etwas brauchen. Erinnern Sie sich daran, dass es Ihre Aufgabe ist, für Ihr Wohlergehen zu sorgen.

4. Das kann anfangs schwer und ungewohnt sein, aber lassen Sie sich nicht entmutigen. Beginnen Sie mit kurzen Einheiten und steigern Sie sich in Ihrem eigenen Tempo.

5. Es kann zudem sein, dass Sie sich zunächst beim Alleinsein ohne Ablenkungen einsam fühlen. Welche Gefühle auch auftauchen, versuchen Sie, sie anzunehmen. Sie dürfen da sein und Raum bekommen. Sie können sie innerlich betrachten und sie dann, wie eine Wolke, weiterziehen lassen.

1.6

LEBENSFREUDE

Schlanke Menschen haben Freude am Leben und zeigen sie auch. Sie lieben ihr Leben und sind mit sich und ihrer Umwelt zufrieden.

Die meisten von uns haben verlernt, sich des Lebens zu freuen. Kinder erfreuen sich an sich selbst und daran, dass sie leben. Sie entdecken jeden Tag neue Wunder und haben die Gabe, über die kleinsten Dinge in Verzücken zu geraten.

Auch an jungen Tieren können wir uns, was die Lebensfreude angeht, ein Beispiel nehmen. Wenn sie ihre „wilden fünf Minuten" ausleben, hüpfen und springen sie fröhlich durch die Gegend und erfreuen sich daran, sich zu bewegen.

Unser Wohlfühlzustand besteht hingegen inzwischen darin, auf einem Stuhl zu sitzen oder auf dem Sofa zu liegen. Wir haben oft nicht einmal mehr das Bedürfnis, überhaupt an die frische Luft zu gehen. Wenn das nicht ein Zeichen von Degeneration ist.

Es ist auch nicht mehr unser Normalzustand, uns des Lebens zu freuen. Nein, um einen kurzen Moment der Freude zu erleben, brauchen wir stets starke Anregungen von außen. Das kann etwas zu Essen sein oder immer neue Information durch soziale Medien oder Fernsehen.

FINDEN SIE AUCH IM ALLTAG WIEDER IHRE LEBENSFREUDE

Der Ausdruck ungehaltener Lebensfreude wird mit zunehmendem Alter immer weniger gern bei uns gesehen. Wir werden angehalten, übermäßige Freude zu unterdrücken und uns anzupassen. Menschen, die dazu neigen, ihre Freude deutlich zu zeigen, sind anderen oft suspekt. Man zweifelt an ihrem Geisteszustand, statt sich ein Beispiel daran zu nehmen, wenn es jemand geschafft hat, seine Fähigkeit zur Lebensfreude bis ins höhere Alter zu behalten.

Schade, finde ich. Denn das Leben birgt so viele Momente für Freude und Begeisterung, dass uns durch diese antrainierte Abgestumpftheit viel entgeht. Außerdem stellt unser Körper irgendwann auch die Kommunikation mit uns ein, wenn wir auf seine Signale nicht mehr reagieren. Wer verspürt heute noch den Impuls, bei großer Freude aufzuspringen und zu tanzen, wie Kinder es ganz natürlich machen?

Bei Erstklässlern kann man teilweise noch beobachten, wie sie voller Freude den Weg zur Schule hüpfen. Wenn sie dann von älteren Schülern als „Baby" bezeichnet werden, hören sie leider ziemlich schnell damit auf.

BAUEN SIE FRUST AUF KONSTRUKTIVE WEISE AB

Neben der Lebenslust besteht natürlich manchmal auch Lebensfrust. Analog drücken wir auch diesen nicht mehr auf natürliche Weise aus. So werfen sich Kleinkinder, wenn sie unzufrieden sind, zum Beispiel auf den Boden, trommeln mit den Fäusten gegen die Wand oder brüllen. Tiere laufen wild hin und her. Alle dies sind Reaktionsweisen, um angestaute Energie wieder zum Fließen zu bringen und Stress effektiv abzubauen. Stattdessen gehen wir mit schlechter Laune durch die Gegend und verpesten die Stimmung in unserem Umfeld. Oder wir betäuben unsere Frustration mit Essen oder Drogen, was schlankem Denken keineswegs zuträglich ist.

Wer schlank denkt, übernimmt Verantwortung dafür, mit Frustration konstruktiv umzugehen. Das kann ein schneller Spaziergang sein, einige Male bewusstes, tiefes Ein- und Ausatmen oder das Ausüben einer Sportart, bei der Sie sich bis an Ihre Grenzen austoben. Vielleicht hilft Ihnen aber auch eine ruhigere Form des Frustabbaus, zum Beispiel Malen, Musizieren oder Meditieren.

ERKENNEN SIE, WAS IHR KÖRPER IHNEN WIRKLICH MITTEILEN WILL

Wenn wir unsere Lebensfreude ständig unterdrücken, gibt uns unser Körper mit der Zeit keine zuverlässige Rückmeldung mehr, ob ihm etwas gerade guttut oder nicht. Stattdessen verspüren wir ein diffuses, dumpfes Gefühl der Leere, das wir gar nicht mehr richtig deuten können.

Diese Leere wird dann fälschlicherweise als Hunger interpretiert. Das Bedürfnis nach der Süße des Lebens äußert sich in einem unbändigen Verlangen nach Süßigkeiten. Leider hört dieses Verlangen nie auf, denn das wahre Bedürfnis ist schließlich nach wie vor noch vorhanden. Deshalb ist es höchste Zeit, einzuschreiten und den wahren Ursachen für das Verlangen nach Süßem auf den Grund zu gehen. Dazu ein Beispiel aus meiner Beratungspraxis:

Tom K., 38, kam mit massivem Übergewicht zu mir. Er war still, sehr zurückhaltend und strahlte eine große Traurigkeit aus. Tom berichtete, dass er viele Jahre versucht hatte, abzunehmen, und schon seit seiner Studienzeit mit Übergewicht zu kämpfen hatte. Doch seine Abnehmversuche waren bisher erfolglos geblieben. Da er nun akut an den gesundheitlichen Folgen seines Übergewichts litt, hatte sein Arzt ihm dringend dazu geraten, sich für das Abnehmen Unterstützung zu suchen. Als wir uns mit den Ursachen für seine Gewichtszunahme beschäftigten, erzählte Tom von einem entscheidenden Einschnitt in sein Leben. Er war früher ein sehr erfolgreicher Kunstturner gewesen. Neben der Schule hatte er viel Zeit im Turnverein verbracht, entweder trainierte er selbst oder er trainierte die Kindergruppen. Turnen war seine Leidenschaft und sein Lebensinhalt. Sein Berufswunsch war Turntrainer gewesen, doch seine Eltern wollten dies nicht akzeptieren. Sie bestanden darauf, dass Tom einen „seriösen" Beruf erlernte, zumal er durch seine hervorragenden schulischen Leistungen mit Leichtigkeit einen Studienplatz erhielt, wie es sich seine Eltern für ihn gewünscht hatten.

Da er für das Studium den Wohnort wechseln musste, konnte Tom nicht länger in seinem Verein trainieren. Das Studium ließ ihm zudem nicht genug Freizeit für seine Leidenschaft. Er verbrachte seine Tage lernend am Schreibtisch, und um die große Leere in sich zu füllen, begann er, übermäßig viel zu Essen. Da er das Turnen aufgeben musste, verlor er seine Lebensfreude. Als Tom dieser Zusammenhang bewusst wurde, kamen ihm die Tränen.

Nachdem wir im Laufe der Sitzungen Möglichkeiten erarbeitet hatten, wie Tom das Turnen wieder in seinen Alltag integrieren konnte, purzelten seine Kilos wie von selbst. Am Ende unserer Zusammenarbeit war er nicht mehr wiederzuerkennen. Tom hatte nicht nur fast 40 Kilo abgenommen, er strahlte auch vor Lebensfreude und war stets zu Scherzen aufgelegt. Er hatte es geschafft, die Arbeitsstelle zu wechseln und eine Anstellung zu finden, bei der er Profession und Leidenschaft vereinen konnte. Tom hatte seine große Liebe, das Turnen, wieder zurückgewonnen und damit zugleich seine Lebensfreude.

Versuchen Sie, in der kommenden Zeit bewusst zu fühlen, was Ihnen Freude bereitet und wie sich diese äußert. Sie können es schaffen, Ihren Zugang zur Lebensfreude zu reaktivieren. Ihre diffusen Gefühle werden sich nach und nach in differenzierte Wahrnehmungen verwandeln. Sie werden erleben, dass es sogar verschiedene Arten der Lebensfreude gibt, die nach verschiedenen Ausdrucksmöglichkeiten verlangen.

GENIESSEN SIE IHRE GANZ PERSÖNLICHEN MOMENTE DER LEBENSFREUDE

Vielleicht möchten Sie Ihre Lebensfreude zum Ausdruck bringen, indem Sie lachen, kichern, glucksen, singen oder pfeifen. Auch in einem entspannenden tiefen Ein- und Ausatmen kann sich Ihre Lebensfreude zeigen. Zudem kann sie sich durch Hüpfen, Tanzen, Springen oder schnelles Rennen bemerkbar machen. Lassen Sie sich überraschen, wie viele unterschiedliche Formen der Lebensfreude ihr Körper kennt. Geben Sie sich die Chance, die Leere in Ihrem

Inneren wieder mit unbändiger Freude zu füllen.

Mehr Lebensfreude zu empfinden steht im klaren Zusammenhang mit schlankem Denken. So werden Sie weniger Impulse verspüren, sich durch Nahrungsmittel oder Drogen zu betäuben, wenn Sie Ihre Lebensfreude zurückerobern und ausdrücken.

ÜBUNG 1: Die Lebensfreude befreien

1. Stellen Sie sich vor, im Geiste zurück in eine Situation zu gehen, in der Ihnen die Lebensfreude abhandenkam oder verboten wurde.

2. Geben Sie sich aus Ihrem heutigen, erwachsenen Ich heraus die Erlaubnis, sich in dieser Situation so richtig des Lebens zu freuen.

3. Wer oder was auch immer Ihnen die Lebensfreude verboten hat, hat nun nicht mehr das Sagen. Stellen Sie sich vor, wie Sie jetzt, als Erwachsener, die Kontrolle übernehmen.

4. Erlauben Sie dem traurigen Anteil in sich, dem die Lebensfreude abhandenkam, sich ausdrücklich und ausgiebig zu freuen.

5. Beobachten Sie, wie er die Freude zeigt.

6. Versprechen Sie Ihrem traurigen Anteil, sich ab sofort immer freuen und diese Lebensfreude ausdrücken zu dürfen.

7. Suchen Sie gemeinsam mit Ihrem traurigen Anteil Momente der Lebensfreude, die Sie in Ihrem Alltag schaffen können.

ÜBUNG 2: Lebensfreude im Alltag fühlen

Mit dieser Übung können Sie Momente der Lebensfreude im Alltag erfahren. Machen Sie einen Spaziergang oder schließen Sie kurz die Augen. Versuchen Sie, nur mit sich selbst, ganz präsent in diesem Moment zu sein. Nehmen Sie wahr, was Sie hören, fühlen und erleben. Freuen Sie sich über den Moment.

Atmen Sie bewusst ein und aus und versuchen Sie, die aufsteigende Freude über ihre Lebendigkeit zu spüren. Vermutlich kommen Ihnen dann zwischendurch aus Gewohnheit negative Gedanken in den Sinn. Diese können Sie wie Wolken einfach weiterziehen lassen und sich wieder auf Ihre Lebensfreude konzentrieren.

Dies ist übrigens eine Übung, die Sie jederzeit wieder anwenden können, wenn Sie das Bedürfnis nach Lebensfreude haben.

1.7

FREIHEIT

Schlank denken heißt, innerlich frei zu bleiben. Lassen Sie sich nicht von äußeren Zwängen oder den Vorstellungen anderer beeinflussen.

Innere Freiheit bedeutet zu wissen, was Sie wollen, dazu zu stehen und das vor anderen zu vertreten. Weder gesellschaftliche Erwartungen, Normen, Pflichten noch das Zureden von vermeintlich gut meinenden Menschen dürfen uns von unserer inneren Freiheit abbringen, zu tun, was gut für uns ist.

Fühlen wir uns unfrei, drückt unser Körper das durch feine Signale aus. Wir verspüren eine innere Anspannung, ein Unwohlsein und würden uns gerne der Situation entziehen. Unfreiheit kann sich auf der Gefühlsebene auch als unterschwellige Wut, Ärger oder Missstimmung äußern. Wir können Unfreiheit auch durch bestimmte Gedankenmuster erkennen, wie: „Wenn ich doch nur ... haben/tun könnte", „Andere haben/tun ..., aber ich kann nicht ..." oder „Ich würde so gerne ..., aber ...".

Doch es sind nicht die Umstände oder die Menschen, die uns von dem Gewünschten fernhalten. Unsere Gedanken, Annahmen und Interpretationen der Situation sind es, die das Gewünschte für uns unerreichbar machen und uns unsere innere Freiheit nehmen.

NIEMAND KANN IHNEN IHRE INNERE FREIHEIT NEHMEN – NUR SIE SELBST

Sicherlich gab es eine Zeit, in der unsere Eltern uns manches verboten haben und dies auch tun konnten, weil wir noch von ihnen abhängig waren. Aber selbst da haben wir uns unsere innere Freiheit häufig bewahren können, zum Beispiel indem wir mit unseren Eltern nicht einer Meinung waren.

Aber seit unserer Volljährigkeit gibt es fast keine äußeren Einflüsse, die uns unsere innere Freiheit nehmen können. Doch bis dahin haben wir uns in der Regel schon zu sehr an äußere Erwartungen angepasst. Wir stellen sie gar nicht mehr infrage. Wir haben uns selbst in einen Käfig eingesperrt und fragen uns, warum wir uns unfrei fühlen und warum uns keiner befreit.

Innere Freiheit besteht in drei Bereichen: im Denken, im Handeln und im Fühlen. Innere Unfreiheit im Denken erleben wir einerseits aufgrund der Erwartungen, die wir an uns selbst haben, und andererseits aufgrund der Erwartungen, die andere an uns haben. Häufig sind es auch nur die vermeintlichen Erwartungen anderer, von denen wir uns einschränken lassen. Wir sind der Meinung, genau zu wissen, was andere von uns erwarten. Doch wenn wir genauer darüber nachdenken, basieren die meisten unserer Annahmen auf Spekulationen. Wir vermuten, dass unser Umfeld etwas von uns erwarten könnte und passen uns vorsichtshalber an. Wir wollen nicht auffallen und wollen gefallen. Leider übersehen wir dabei, dass die Erwartungen vielleicht völlig andere sind, als wir uns vorstellen, oder dass es gar keine Erwartungen seitens des Umfelds gibt. In beiden Fällen hätten wir uns vollkommen grundlos in unserer Freiheit eingeschränkt und noch nicht einmal einen positiven Effekt damit erzielt. Hierzu ein Beispiel aus meiner Beratungspraxis:

Margarete D., 53, kannte Ihre Freundin seit Teenagerzeiten. Sie hatten bis vor kurzem beide Übergewicht und teilten ihr Leid. Vor einem Monat entschied Margarete sich aus gesundheitlichen Gründen zu einer Gewichtsreduktion mit meiner Begleitung.

In einer Sitzung erzählte sie mir über einen Restaurantbesuch, und dass ihr bereits zu Beginn unbehaglich zumute war. Sie ging davon aus, dass ihre Freundin von ihr erwartete, dass sie eine genauso große Portion bestellt wie sie, weil die beiden das schon immer so gemacht hatten. Früher hatten sie auch immer das Gleiche bestellt, und es war so etwas wie ein gemeinsames Ritual geworden.

Margarete fühlte sich unter Druck und bestellte gegen ihren Willen dasselbe Nudelgericht wie ihre Freundin, obwohl sie lieber nur einen Salat gegessen hätte. Zu Hause angekommen ärgerte sie sich, dass sie an diesem Tag weit mehr Kalorien zu sich genommen hatte als angestrebt.

Was hätte Margarete nun durch schlankes Denken und innere Freiheit anders machen können? Zunächst hätte sie sich nicht von der – nur vermuteten – Erwartung Ihrer Freundin unter Druck setzen lassen sollen. Außerdem hätte sie mit ihrer Freundin bereits im Vorfeld über ihren Wunsch, einen Salat zu ordern, sprechen können. Und natürlich hätte Margarete ihre Entscheidung auch vertreten dürfen, wenn ihre Freundin nicht einverstanden gewesen wäre.

Generell handelt es sich hierbei um eine Gelegenheit, den eigenen Standpunkt vor anderen zu vertreten und Selbstfürsorge zu übernehmen. Das kann zunächst unangenehm und ungewohnt sein, es empfiehlt sich dennoch, diesen Zustand auszuhalten und für sich selbst und die eigene innere Freiheit einzustehen.

FINDEN SIE KREATIVE ALTERNATIVEN FÜR GEMEINSAME RITUALE

Unser Leben ist geprägt von Ritualen wie im Beispiel von Margarete und ihrer Freundin. Einerseits sind Rituale etwas Schönes, sie bieten einen Rahmen, sind Richtlinien und sogar Symbole der Zugehörigkeit. Rituale können aber auch zu Zwängen werden und uns unfrei machen.

Ein Ritual, das ich gerne mag, ist, zu einem besonderen Anlass in der Familie mit einem Glas Sekt anzustoßen. Es hat etwas Feierliches und lässt uns den Moment bewusst genießen. Andererseits ist dieses Ritual nicht besonders diättauglich. Gerade in Zeiten, in denen viele Geburtstage und Feiertage aufeinanderfolgen, besteht so die Gefahr, unnötig viele zusätzliche Kalorien zu sich zu nehmen. Schlankes Denken in Bezug auf Rituale heißt also, kreativ zu werden.

Sicherlich ist es keine Lösung, sich vor der Familie dafür auszusprechen, ein so schönes Ritual abzuschaffen. Auch sich als Einzige zu enthalten, ist nicht zufriedenstellend. Eine Lösung, die ich für mich gefunden habe, ist, Mineralwasser oder ein anderes zuckerfreies sprudelndes Getränk in mein Sektglas zu füllen. Dies wurde nach kürzester Zeit von allen akzeptiert, und unser gemeinsames Ritual kann weiterhin stattfinden.

Bei gemeinsamen Ritualen gilt es, behutsam vorzugehen, wenn man etwas verändern möchte, um die Mitmenschen nicht vor den Kopf zu stoßen. In solchen Fällen ist es wichtig, eine Alternative zu finden, so dass das Ritual weiterhin bestehen kann, aber auch das eigene Ziel berücksichtigt wird. Dabei hilft es, sich die Frage zu stellen, was das Ritual ausmacht und was nur Beiwerk ist. In meinem Fall macht das Ritual aus, sich gemeinsam Zeit zu nehmen, aus schönen Gläsern zu trinken und anzustoßen. Der im Glas enthaltene Sekt ist also zweitrangig.

EROBERN SIE SICH DIE FREIHEIT IHRES DENKENS, HANDELNS UND FÜHLENS ZURÜCK

Innere Freiheit drückt sich stark in unseren Handlungen aus. In den Abschnitten 2.1 „Ernährung", 2.2 „Sport und Bewegung" und 2.5 „Regeneration" wird auf diese wichtigen Bereiche vertiefend eingegangen.

Innere Freiheit im Handeln zu bewahren bedeutet, unsere Handlungen durchzuführen, dies nach außen hin vertreten zu können und sich nicht von anderen davon abhalten zu lassen. Es bedeutet aber auch, nicht von inneren Zwängen geleitet zu werden, sondern die innere Flexibilität zu bewahren, Handlungen zur Not auch durch Alternativen ersetzen zu können. Ein Beispiel dafür wäre, wenn Ihr

Sportplan Joggen vorsieht und es in Strömen regnet, vielleicht die Kraftsporteinheit vom kommenden Tag vorzuziehen oder ein Home-Workout durchzuführen.

Die innere Freiheit in Bezug auf Essen zu bewahren heißt, bewusst und im Einklang mit Ihrem Körper die Nahrungsmittel zu wählen, die ihrem Ernährungsziel förderlich sind und die Ihr Körper in diesem Moment braucht. Sie können die Sprache Ihres Körpers verstehen und unterscheiden, ob es sich um Appetit oder Hunger handelt. Was das Trinken angeht, kann innere Freiheit bedeuten, unsere Trinkmenge, Trinkhäufigkeit und auch die Art des Getränks jederzeit frei und gesundheitsförderlich wählen zu können.

Innere Freiheit in Bezug auf Genussmittel umfasst einerseits, unter keinerlei Abhängigkeiten zu leiden, aber andererseits auch, dem gesellschaftlichen Druck nicht nachgeben zu müssen. Abhängigkeit von Genussmitteln beinhaltet für mich jede Gewohnheit, auf die wir nicht mit Leichtigkeit verzichten können. Wir alle haben solche Gewohnheiten, und sei es nur die Tasse Kaffee am Morgen. Dennoch sollten wir uns immer wieder bewusst machen, dass selbst diese Tasse Kaffee unsere körperlichen Abläufe beeinflusst. Sie werden die Abhängigkeit bemerken, wenn Sie ein paar Tage versuchen, eine solche Genussmittelgewohnheit auszusetzen. Beobachten Sie diese Abhängigkeit sorgsam, und befreien Sie sich Stück für Stück davon. Wenn Sie die Gewohnheit nach einiger Zeit nicht mehr vermissen, haben Sie sich erfolgreich von einem Zwang entwöhnt.

Innerliche Freiheit in Bezug auf Sport und Bewegung bedeutet zum einen, sich ohne Rechtfertigung seinem Umfeld gegenüber, für seinen individuellen Bewegungsbedarf einzusetzen. Zum anderen, Bewegungsformen zu entdecken, die Ihnen Freude bereiten. Es kann aber auch gemeint sein, dass Sie sich die innere Freiheit erlauben, Sport nicht zwanghaft ausführen zu müssen. Der Grat zwischen Konsequenz und Fanatismus kann hier durchaus schmal sein.

An der eigenen inneren Freiheit des Fühlens zu arbeiten erfordert ein großes Maß an Selbstreflexion, Disziplin und Ehrlichkeit sich selbst gegenüber. Die Schwierigkeit besteht darin, dass in diesem Bereich kaum etwas planbar ist. Alles, worauf wir uns verlassen können und dürfen, sind wir selbst. Schaffen wir es, unsere innere Freiheit und Ausgeglichenheit im Fühlen zu bewahren, kann uns nichts in der Außenwelt mehr unfrei machen.

Freiheit im Fühlen bedeutet, uns eine positive Grundhaltung von nichts nehmen zu lassen. Sie sind frei, sich in Ihrem Leben glücklich und zufrieden zu fühlen. Doch es liegt an Ihnen, sich dafür zu entscheiden.

In dem Moment, in dem wir uns über eine andere Person ärgern, überlassen wir dieser Person die Macht über unsere Gefühle. Wir geben die Verantwortung für unsere Gefühle ab und werden unfrei. Lernen Sie, solchen Situationen auf die Schliche zu kommen und die Verantwortung für Ihre Gefühle zu übernehmen.

Auch wenn wir uns gestresst fühlen, geraten wir leicht in Versuchung, unsere innere Freiheit aufzugeben. Aber wir müssen uns nicht vom Stress vereinnahmen lassen, wir können unsere innere Freiheit trotzdem bewahren. Stressempfinden muss also nicht zwangsläufig zu Stressessen oder anderen Stressreaktionen führen.

Innere Freiheit in Bezug auf den unseren Körper und unser Körpergefühl bedeutet, uns in unserem Körper wohlfühlen zu können. Alles, was zählt, ist, dass wir auf unser Empfinden achten. Fühlen wir uns in unserem Körper wohl, wenn dieser etwas schlanker und definierter ist, dann ist das unsere Wahl. Wenn wir uns deshalb für einen gesunden Lebensstil entscheiden, um diesen Körper zu bewahren und möglichst lange gesund und fit zu bleiben, ist das ebenfalls unsere Entscheidung. Stellen wir diese innere Freiheit, unser Wohlgefühl, an erste Stelle, vor alle Erwartungshaltungen von anderen. Andere haben nicht zu entscheiden, wie wir aussehen, wie wir uns ernähren oder welchen Lebensstil wir führen sollen. Denn: Wie wir uns wohlfühlen, entscheiden immer noch wir selbst.

Noch eine Stufe tiefer liegt die innere Freiheit zu träumen. Erlauben wir uns, wieder groß zu träumen. Eine Schwierigkeit in meinem Alltag, der ich häufig begegne, ist, dass ich meinen Mitmenschen meine echten Träume nicht erzählen kann. Warum? Weil ich in ihren Augen unrealistisch und größenwahnsinnig träume. Ich sehe das nicht so. In meinen Augen ist nahezu alles möglich, wenn wir daran glauben. Meinen Mitmenschen versuchen, meine Träume kleinzureden. Ihr Denken unterliegt ihren persönlichen Schranken. Und deshalb beschränken sie meine Träume in ihren Gedanken.

Das war zunächst etwas traurig für mich, denn keiner bestätigte oder bestärkte mich in meinen Träumen. Ich hätte nun wählen können, mich an das beschränkte Denken anzupassen. Doch das widerspricht meiner Auffassung von innerer Freiheit. Also träume ich weiterhin meine großen Träume und verfolge große Ziele. Und wenn andere meine Träume gedanklich beschränken, behalte ich mir meine innere Freiheit, zu träumen, was ich will.

ÜBUNG: Innerlich frei werden

1. Betrachten Sie die drei Lebensbereiche: Denken, Handeln und Fühlen. In welchem der drei Lebensbereiche besteht am meisten Befreiungsbedarf? Welche Situationen, in denen Sie aktuell nicht frei sind, schlank zu denken, handeln oder fühlen, kommen Ihnen in den Sinn? Nennen Sie für jeden der drei Lebensbereiche Beispiele, in denen Sie Ihre innere Freiheit vermissen.

....

....

....

....

....

....
....
....
....
....
....
....
....
....
....

2. Notieren Sie nun, was Sie in den jeweiligen Situationen unfrei macht. Sind es Erwartungen von anderen oder Ihre eigenen Erwartungen, Denkmuster und Gefühle?

....
....
....
....
....
....
....
....
....

3. Träumen Sie mit mir. Stellen Sie sich in den schillerndsten Farben vor, wie Ihre Zielvision aussehen würde, wenn Sie innerlich komplett frei handeln würden. Malen Sie es sich so klar und deutlich aus, wie es nur geht.

4. Beginnen Sie nun, davon einzelne Handlungsschritte abzuleiten und diese zu notieren. Was können Sie künftig ändern, um in diesen Situationen Ihre Freiheit wiederzuerlangen und zu erhalten?

....

....

....

....

....

....

....

....

....

....

5. Versuchen Sie, diese Handlungsschritte im Alltag umzusetzen. Falls Sie anfangs auf Hürden stoßen, analysieren Sie diese nach der gleichen Methode.

6. Üben Sie, im Alltag immer wieder einen Moment innezuhalten und sich zu fragen, ob Sie sich gerade innerlich komplett frei fühlen. Ihre Selbstwahrnehmung wird mit dieser Übung ausgeprägter und selbstverständlicher werden.

1.8

SELBSTBEWUSSTSEIN

Schlankes Denken bedeutet, selbstbewusst zu sein, sich seiner Stärken und Schwächen bewusst zu sein und diese zu akzeptieren. Dazu gehört auch, sich selbst schön finden zu können.

Erst seit kurzer Zeit ist es gesellschaftlich überhaupt akzeptiert, selbstbewusst aufzutreten. Lange galt es als unschicklich, positiv über sich zu sprechen. Wer dies dennoch wagte, wurde als eingebildet oder selbstverliebt abgestempelt.

Es ist an der Zeit, dass Sie sich selbst ohne schlechtes Gewissen und voller Überzeugung sagen können: „Du siehst heute aber wieder umwerfend aus" oder „Das hast du toll gemacht, du bist wirklich talentiert". Und wenn Sie dies einige Male zu sich selbst gesagt haben, werden Sie merken, wie leicht es Ihnen auf einmal fällt, anderen ähnliche Komplimente zu machen.

ERMUTIGEN SIE SICH SELBST UND ANDERE

Selbstbewusst, also uns unserer selbst bewusst, zu sein, heißt, zu wissen, wer wir sind, was wir können und was uns ausmacht, an uns selbst zu glauben und von uns selbst überzeugt zu sein, zu uns zu stehen und für uns einzustehen.

Bezogen auf unseren Körper und einen schlanken Lebensstil bedeutet das, uns selbst mit den eigenen Stärken und Schwächen akzeptieren und wertschätzen zu können, da wir uns dieser bewusst sind. Zudem heißt es ebenso, dass wir in der Lage sind, für das zu sorgen, was wir brauchen und was uns guttut, indem wir selbstbewusst auftreten, handeln und für uns einstehen.

Selbstbewusste Persönlichkeiten haben Frieden mit sich und ihrem Innenleben geschlossen, sie befinden sich im Gleichgewicht. Das überträgt sich auch auf ihr Umfeld, und man ist gerne in ihrer Gesellschaft. Man fühlt sich angenommen und akzeptiert.

Diese innere Ausgeglichenheit macht es möglich, anderen Menschen das Beste zu wünschen und ihnen wohlwollend und ermutigend zu begegnen. Um in einen solchen Zustand zu gelangen, ist es nötig, sich mit dem eigenen Inneren auseinanderzusetzen, Frieden mit dem inneren Kritiker zu schließen und eine liebevolle Partnerschaft mit sich selbst einzugehen.

Wenn Sie es schaffen, auf diese wohlwollende Art und Weise mit sich selbst zu kommunizieren, dann wird es für Sie immer weniger wichtig werden, was andere über Sie sagen oder denken. Andere brauchen Ihnen nicht länger ein gutes Gefühl geben oder bestätigen, dass Sie hübsch und liebenswert sind. Sie wissen es selbst. Auch können die Aussagen anderer Sie immer weniger aus dem Gleichgewicht bringen.

ARBEITEN SIE AN IHRER PERSÖNLICHKEITSENTWICKLUNG

Selbstbewusst zu sein, die eigenen Stärken und Schwächen zu kennen, heißt auch, sich persönlich weiterzuentwickeln. Nur wer sich konsequent mit seiner Persönlichkeit auseinandersetzt, ist sich seiner selbst wirklich bewusst.

Dabei kann es zunächst vorkommen, dass Sie Verhaltensweisen oder Denkmuster entdecken, die Ihnen nicht so gut gefallen. Lernen Sie, Nachsicht mit sich selbst zu üben, schließlich haben Sie sich diese seit Beginn Ihres Lebens angeeignet. Es wird einige Zeit in Anspruch nehmen, diese Verhaltensweisen oder Denkmuster zu verändern. In Partnerschaft mit sich selbst ist das gut zu schaffen.

Gefällt jemandem Ihr Aussehen nicht, aber Sie sind sich Ihrer selbst bewusst, können Sie die Aussage einfach als dessen persönliche Meinung stehen lassen. Stellen Sie sich vor, Sie genießen Ihr Lieblingsgetränk und ein anderer kostet es und verkündet, dass er das Getränk scheußlich findet. Dann können Sie getrost mit den Schultern zucken, oder? Auch Sie teilen schließlich nicht immer den Geschmack Ihrer Mitmenschen. So dürfen verschiedene Ansichten nebeneinander existieren, ohne dass man in Bezug auf die eigene Einstellung verunsichert wird – und das gilt sogar in Bezug auf Ihr Aussehen.

Wenn wir uns unserer selbst bewusst sein wollen, sollten wir uns mit der Kraft der Ausstrahlung, Anziehung und Resonanz beschäftigen. Alle drei Bereiche haben einen entscheidenden Einfluss auf unsere Außenwirkung und somit auf das, was wir in unserem Umfeld erleben.

AUSSTRAHLUNG, ANZIEHUNG UND RESONANZ STEHEN MITEINANDER IN WECHSELWIRKUNG.

Die Ausstrahlung eines Menschen, der mit sich selbst im Einklang steht, ist automatisch anziehend auf andere. Sie wirkt so stark, dass sie Resonanz erzeugt. Je nachdem, wie bewusst wir uns unserer selbst sind, können wir unser

Inneres besser oder schlechter abgrenzen. Es kann auch passieren, dass wir durch die Aussagen des anderen stark beeinflusst werden, ohne es zu merken. Dann waren wir uns unserer selbst nicht bewusst genug. Nebenbei erwähnt: So funktioniert Werbung. Uns wird derart positiv von einem Produkt berichtet, dass wir auf einmal davon überzeugt sind, es unbedingt zu brauchen. Der andere hat uns das Produkt so schmackhaft gemacht, dass wir davon angezogen werden.

Um zu einer positiven Ausstrahlung zu gelangen, ist es unumgänglich, sich mit der eigenen inneren Nacht zu beschäftigen und alles dafür zu tun, dass am Morgen die Sonne am strahlend blauen Himmel aufgehen kann. Wollen wir also als Person wahrgenommen werden, die sich in ihrem Körper wohl fühlt, dann bleibt uns nur eins übrig: Wir müssen dieses Wohlgefühl im eigenen Körper erlangen. Nur so können wir dies ausstrahlen.

Analog beschreibt das Gesetz der Anziehung die Annahme, dass sich Gleiches anzieht – besonders im Hinblick auf Gefühlszustände. Denken wir diesen Gedanken weiter: Ein Mensch, der sich selbst attraktiv findet, zieht weitere Menschen an, die ihn attraktiv finden. Und die fühlen sich von jemandem angezogen, der sich attraktiv findet. Somit ist es nahezu unmöglich, sich selbst nicht attraktiv zu finden, aber von anderen als attraktiv angesehen zu werden. Wenn wir uns also von anderen die Bestätigung wünschen, attraktiv zu sein, obwohl wir das selbst nicht so empfinden, verlangen wir nahezu Unmögliches von unserem Gegenüber. Der andere soll für uns etwas sehen, das wir selbst nicht sehen können, und uns auch noch davon überzeugen, dass es existiert.

Ebenso haben Sie es möglicherweise schon erlebt, dass Sie sich selbst von einem anderen Menschen besonders angezogen fühlten. Dann sollten Sie sich fragen, was genau diese Person so anziehend für Sie macht. Sie können dadurch eine Menge über sich selbst und über das, wonach Sie suchen und was Ihnen fehlt, erfahren. Und dieses Wissen können Sie nutzen, um sich weiterzuentwickeln.

Nehmen wir an, es ist die positive Einstellung der Person. Wir können dann versuchen, an uns zu arbeiten und selbst eine ähnliche positive Einstellung zum Leben aufzubauen. Bald werden wir weitere Menschen anziehen, die eine positive Einstellung zum Leben anstreben.

WAHRE SCHÖNHEIT KOMMT VON INNEN

Selbstbewusstsein und Attraktivität stehen in einem direkten Zusammenhang. Das haben wir durch die Gesetze der Ausstrahlung, Anziehung und Resonanz belegt. Ein attraktives Äußeres ist natürlich ansprechend. Doch sollten wir uns immer bewusst sein, dass ohne die entsprechende Ausstrahlung eine äußerlich attraktive Person nach einem kurzen Wortwechsel sehr schnell unattraktiv werden kann.

Ich habe schon öfters das Phänomen beobachtet, dass ich Menschen, die ich liebe, automatisch attraktiv finde, weil die Schönheit ihres Inneren für mich bezaubernd ist. Es ist also ihre Ausstrahlung, die ihre Attraktivität für mich ausmacht. Umgekehrt habe ich äußerlich auf den ersten Blick umwerfend attraktive Menschen kennengelernt, die, nachdem sie ihren Charakter offenbart haben, all ihre Attraktivität für mich schlagartig verloren haben. Hierzu ein Beispiel aus meinem persönlichen Erfahrungsschatz:

Da ich die innere Schönheit meiner Liebsten deutlicher wahrnehme als die äußere Hülle, habe ich es schon oft nicht bemerkt, wenn jemand 5 bis 10 Kilo abgenommen hat – sehr zum Leidwesen der betreffenden Person, die von mir Lob für ihre Diäterfolge erwartete. Sehr wohl erkenne ich aber bereits von weitem, ob es meinen Lieben gut geht und ob sie Zufriedenheit und Wohlbefinden ausstrahlen. Ich nehme also den inneren Zustand meines Gegenübers um ein Vielfaches deutlicher wahr als das äußere Erscheinungsbild. Es scheint zumindest in meiner Welt einen natürlichen Beautyfilter namens Ausstrahlung zu geben, der mich geliebte Menschen, die mit sich selbst zufrieden sind, automatisch als attraktiv wahrnehmen lässt. Kennen Sie das auch?

Daran lohnt es sich, im Kampf um weniger Kilos, zu denken, wenn man vor Hunger geneigt ist, seine Liebsten anzufauchen. Ein schöner Charakter kann wesentlich mehr punkten als ein paar verlorene Kilos.

ÜBUNG: Das eigene Spiegelbild

Falls Ihnen bei den folgenden Übungen nicht genug Beispiele einfallen, fragen Sie liebe und wohlgesinnte Freunde, Partner oder Familienmitglieder.

1. Notieren Sie fünf äußerliche Vorzüge an sich. Was mögen Sie an sich besonders? Was ist an Ihnen einzigartig?

    a. ....

    b. ....

    c. ....

    d. ....

    e. ....

2. Notieren Sie fünf charakterliche Vorzüge von sich. Was sind Ihre fünf besten Charaktereigenschaften?

    a. ....

    b. ....

    c. ....

    d. ....

    e. ....

3. Lernen Sie diese Listen auswendig.

4. Überlegen Sie, wie Sie Ihre körperlichen Vorzüge künftig selbstbewusster in Szene setzen können.

5. Überlegen Sie, wie Sie Ihre charakterlichen Vorzüge künftig im Gespräch selbstbewusster in Szene setzen können.

2

ZIELGEWICHT ERREICHEN

Dieses Kapitel beschäftigt sich mit der Thematik, wie Sie Ihr Zielgewicht mithilfe praktischer Werkzeuge erreichen und halten können. In den ersten beiden Abschnitten erhalten Sie tiefere Einblicke in die Themen Ernährung und Sport. Im dritten Abschnitt erfahren Sie, wie Sie Strukturen und Pläne für einen schlanken Lebensstil nutzen können. Im vierten Abschnitt geht es um den Erfolgsfaktor Disziplin. Den Abschluss bildet ein Abschnitt über Regeneration.

2.1

ERNÄHRUNG

Schlanke Menschen essen bewusst und intuitiv. Sie kennen ihren Kalorienbedarf und wählen gesunde Lebensmittel.

Im Bereich Ernährung wurden wir in unserem bisherigen Leben mit einer Vielzahl an Verhaltensweisen konfrontiert, die uns heute einen schlanken Lebensstil erschweren. So kann es die finanzielle Situation in Ihrer Familie gewesen sein, wegen der es keine hochwertigen Nahrungsmittel bei Ihnen zu Hause gab. Infolge dessen haben Sie vielleicht nie gelernt, mit frischen, gesunden Lebensmitteln zu kochen.

Oder Ihre Eltern hatten aus beruflichen Gründen keine Zeit, mit Ihnen als Kind gemeinsam zu kochen und Ihnen die Zubereitung gesunder Nahrung nahezubringen. Vielleicht wussten Ihre Eltern es auch selbst nicht besser und konnten Ihnen daher nicht vermitteln, welche Nahrungsmittel gesund und welche ungesund sind.

Außerdem beeinflusst die Art und Weise, wie gegessen wurde, unser heutiges Essverhalten. Manche sind es gewohnt, Mahlzeiten zu festen Uhrzeiten zu sich zu nehmen, bei anderen wurde im Elternhaus gegessen, wenn man gerade Hunger hatte. Für einige ist es normal, zwischendurch einen Snack zu sich zu nehmen, andere essen nur zu den Hauptmahlzeiten.

Ebenso prägend sind familiäre Rituale in der Art, das Essen einzunehmen. Während viele Familien früher gemeinsam am Tisch gegessen haben, isst heute öfter jeder für sich alleine, eventuell sogar vor dem Fernseher. Für manche von uns ist es selbstverständlich, sich auf das Essen und das Miteinander zu konzentrieren, andere müssen erst lernen, achtsam und bewusst zu essen.

Unsere Ernährungsgewohnheiten setzen sich somit aus einer Vielzahl von Faktoren zusammen, so unterschiedlich und facettenreich wie unsere Herkunft. All diese Gewohnheiten spielen eine Rolle dabei, ob wir mit einer Ernährungsumstellung Erfolg haben oder nicht. So kann eine langsam und bewusst gegessene Mahlzeit besser sättigen und schneller verdaut werden. Beides unterstützt die Gewichtsreduktion. Doch bevor wir an dieser Stelle tiefer in die Thematik einsteigen, betrachten wir zunächst die Basisfaktoren, die erklären, wie Gewicht und Nahrungsaufnahme im Zusammenhang stehen.

VERINNERLICHEN SIE DAS PRINZIP DER GEWICHTSZU- UND -ABNAHME

Das Prinzip hinter der Zu- und Abnahme des Körpergewichts ist einfach zu verstehen. Leider wurde es mir nicht erklärt, so dass Gewichtsreduktion für mich über 25 Jahre meines Lebens ein undurchschaubarer Mythos blieb. Daher begegnete ich meinen Gewichtsschwankungen mit nicht funktionierenden Diäten. Andererseits hatte ich das Glück, viele schlanke Lebensweisen bereits im Elternhaus vorgelebt bekommen zu haben. Deshalb bezogen sich die Gewichtsschwankungen nur auf ein paar Kilo. Dennoch fühlte ich mich dem Mysterium Gewichtszunahme besonders mit steigendem Lebensalter nicht gewappnet und hilflos ausgeliefert. Ich hatte keine Vorstellung davon, wie dies zu vermeiden sein könnte.

Dennoch war es mein Ziel, auch im Alter noch fit und schlank zu sein. Die Einschränkungen durch Gewichtszunahme wollte ich nicht hinnehmen, denn das widersprach meiner Vorstellung von Lebensfreude und meiner Vision von mir selbst im hohen Alter.

Also begab ich mich auf die Suche nach Informationen, dieses Mysterium mehr und mehr zu erforschen. Heute weiß ich: Für die Gewichtsabnahme ist es zunächst egal, welche Diät wir anwenden. Beachten wir den einen entscheidenden Erfolgsfaktor nicht, werden wir keine Gewichtsabnahme verzeichnen können:

Unser Körper kann mit einem Auto verglichen werden, er benötigt eine gewisse Menge an Treibstoff, um zu funktionieren. Der Treibstoff, mit dem wir unseren Körper „betanken" müssen, heißt Kalorien. Die Menge an Kalorien, die unser Körper verbraucht, wenn er nur „parkt", wir uns also nicht bewegen, heißt Grundumsatz. Dieser Grundumsatz ist unterschiedlich, je nachdem, ob es sich um einen großen oder kleinen, kräftigen oder schlanken Menschen handelt – ebenso wie ein großes Auto eine größere Menge an Sprit pro 100 Kilometer braucht als ein kleiner Flitzer. Der Treibstoff wird verbraucht, wenn wir mit dem Auto durch die Gegend fahren. Entsprechend verbrauchen wir zusätzlich Kalorien durch Bewegung, das ist unser Leistungsumsatz. Rechnet man nun den Grundumsatz und den Leistungsumsatz zusammen, ergibt sich der Gesamtumsatz an Kalorien, den wir an einem Tag verbrauchen.

Der Grundumsatz wird vom Körper benötigt, um lebenswichtige körperliche Vorgänge wie die Organfunktionen zu erhalten. Deshalb sollte man bei gesunden Diäten den Grundumsatz in der Kalorienaufnahme nicht unterschreiten. So funktioniert das Abnehmen zwar etwas langsamer, aber gesundheitsschonend.

Tanken wir nun am Ende des Tages mehr, als wir verbraucht haben, läuft der Tank über. Das heißt übersetzt: Wenn wir mehr Kalorien zu uns nehmen, als wir verbrauchen, nehmen wir zu. Und darin liegt das Problem mit Diäten. Es ist zunächst völlig egal, woraus die Kalorien bestehen, die wir zu uns nehmen. Wenn es mehr sind, als wir verbrauchen, nehmen wir zu. Entscheidend ist, dass wir unseren täglichen Kalorienverbrauch und die Kalorien, die wir zu uns nehmen, kennen.

Um abzunehmen, müssen wir uns also weniger Kalorien zuführen, als wir verbrauchen. Denn dann greift der Körper unsere „Nottanks", unsere Fettreserven, an und zugleich leider auch die Muskeln, aber darauf kommen wir später zurück. Wichtig ist, dass Sie bis hierhin Folgendes verinnerlicht haben:

Führen Sie mehr Kalorien zu, als Sie verbrauchen, nehmen Sie zu.

Führen Sie sich weniger Kalorien zu, als Sie verbrauchen, nehmen Sie ab.

Treffen Sie die Kalorienmenge genau, so halten Sie Ihr Gewicht.

Auch wenn wir generell immer abnehmen, wenn wir uns im Kaloriendefizit befinden, so ist es dennoch nicht egal, was wir in der Diät essen. Um unseren Körper auch in einer Diät optimal mit Nährstoffen zu versorgen, ist es wichtig, auf eine ausgeglichene Ernährung zu achten. Unsere Nahrung kann in Makro- und Mikronährstoffe aufgeteilt werden. Die Makronährstoffe heißen Eiweiß, Kohlenhydrate und Fett. Zu den Mikronährstoffen gehören Spurenelemente wie Vitamine und Mineralstoffe. Diese sind zum Beispiel in Obst und Gemüse zu finden und darin am meisten im rohen Zustand enthalten.

Es gibt eine Empfehlung der Deutschen Gesellschaft für Ernährung[3], wie viel von welchem Makronährstoff den Körper optimal versorgt. Das sind 55 bis 60 Prozent Kohlenhydrate, also etwas mehr als die Hälfte der aufgenommenen Kalorienmenge. Die Eiweißzufuhr soll 10 bis 15 Prozent und die Fettmenge 30 Prozent der täglichen Kalorienzufuhr betragen. Im Sport- und Fitnessbereich wird der Eiweißanteil prozentual jedoch wesentlich höher angesetzt, bei 0,8 bis 2 Gramm pro Kilogramm Körpergewicht. Dafür soll der Kohlenhydratanteil entsprechend verringert werden, weil auf Kohlenhydrate weitgehend verzichtet werden kann. Proteine spielen eine wichtige Rolle für den Stoffwechsel in den Zellen, die Übermittlung bestimmter Signale zwischen Gehirn- und Nervenzellen sowie für die Funktionsweise von Enzymen. Nehmen wir nicht genug Eiweiße auf, kann das zu einem Abbau von Muskelgewebe führen. Mögliche Folgen wären etwa eine eingeschränkte Muskelfunktion und negative Einflüsse auf das Immunsystem.

Unterformen der kohlenhydratarmen Ernährung sind die Low-Carb-Ernährung und die ketogene Ernährung. Bei beiden handelt es sich um Ernährungsformen mit stark reduziertem Kohlenhydratanteil – eine Ernährungsweise, die auch ich für mich in veganer Form aufgrund der oben genannten Vorteile bevorzuge.

Für die ganz genaue Berechnung des Grundumsatzes ist die Bestimmung des Alters, des Geschlechts, des Körpergewichts, der Körperoberfläche sowie die Hormonfunktionen wichtig. Aber für den täglichen Gebrauch kann auch mit einer vereinfachten Formel gerechnet werden. Diese reicht für den Einsatz im präventiven Fitness- und Ernährungsbereich aus. Die Formel lautet:

> Der Grundumsatz beträgt 1 Kilokalorie (kcal) pro Kilogramm (kg) Körpergewicht pro Stunde.

Der errechnete Grundumsatz kann nun als Richtwert für eine Diät gelten, die man sich dann mit den Makronährstoffen Eiweiß, Fett und Kohlenhydraten zusammenstellen kann – je nach Ernährungsform in einem unterschiedlichen Verhältnis.

Zur genauen Berechnung ist es wichtig zu wissen, wie viel Energie die einzelnen Makronährstoffe enthalten. 1 Gramm Fett hat nicht genauso viele Kalorien wie 1 Gramm Eiweiß. Die höchste Energiedichte hat Fett: 9,3 kcal pro 1 Gramm Nährstoff. Kohlenhydrate und Eiweiße haben 4,1 kcal pro Gramm. So kann anhand der Nährwertangaben der einzelnen Lebensmittel der Grundumsatz aufgefüllt werden. Ein Beispiel aus meiner Praxis:

Elke B. wog 68 Kilogramm, war 45 Jahre alt und 1,63 cm groß. Sie wollte gerne 5 Kilo abnehmen und somit ihr Wohlfühlgewicht wiedererlangen. Um nun einen Richtwert zu haben, wie viele Kalorien Elke über den Tag verbrauchte, berechnete ich zunächst ihren Grundumsatz mit der oben genannten Formel, also 1 kcal × 68 kg × 24 Stunden. Elkes Grundumsatz lag bei 1632 kcal pro Tag. Dazu kam dann natürlich noch der Leistungsumsatz, der sich nach ihrem persönlichen Aktivitätsniveau richtete und durch Sport und Bewegung erhöht werden konnte. Auf dieser Basis erstellte ich einen individuellen Ernährungs- und Trainingsplan für Elke, und sie konnte ihr Wohlfühlgewicht mühelos nach 3 Monaten erreichen.

TRINKEN SIE AUSREICHEND UND REGELMÄSSIG

Ein weiterer, leider viel zu oft vernachlässigter Aspekt unserer Ernährung ist das Trinken. Viele Menschen trinken zu wenig. Aber ausreichend zu trinken ist lebenswichtig! Dabei sollten Wasser oder andere zuckerfreie Getränke den Hauptbestandteil unserer Trinkmenge ausmachen.

Wussten Sie, dass unser Körper zu 70 Prozent aus Wasser besteht? Alle im Körper ablaufenden Prozesse benötigen Wasser. So ist es nicht übertrieben, Wasser als Lebensgrundlage unseres Organismus zu bezeichnen.

Doch das Wasser in unserem Körper bleibt nicht dauerhaft in uns. Es wird in einem ständigen Prozess nach der Aufnahme wieder ausgeschieden, zum einen durch Toilettengänge, zum anderen beim Sport, da schwitzen der Kühlung des Körpers dient. Außerdem sondert der Körper bis zu 500 ml Schweiß ab, während wir schlafen. Und sogar beim Atmen verlieren wir, über den Tag verteilt, bis zu 400 ml Wasser durch den Wasserdampf in der Atemluft. Diesen Dampf kann man sehen, wenn man gegen eine Fensterscheibe haucht. Die Verdauung ist ein weiterer Prozess, für den Wasser benötigt wird.

Die typischen Symptome, die auftreten, wenn wir zu lange nichts getrunken haben, können von einem benommenen Gefühl, Frieren und Konzentrationsschwierigkeiten über ein Schwindelgefühl, Durchblutungsstörungen, Kopfschmerzen bis hin zu Erbrechen mit Muskelkrämpfen reichen. Bei Wassermangel wird zunächst die Versorgung der Muskelzellen mit Sauerstoff und Nährstoffen eingestellt. Des Weiteren können dann die Organe nicht mehr richtig arbeiten und infolgedessen Giftstoffe nicht ausreichend aus dem Körper transportiert werden. Schließlich kann es zur Blutverdickung kommen, und das kann dramatische Folgen haben: Das Blut fließt schlechter durch die Gefäße, das Herz muss eine stärkere Pumpleistung erbringen, so dass sich die Herzfrequenz erhöht. Durch den verlangsamten Blutfluss werden Muskeln und Organe nicht mehr ausreichend mit Sauerstoff versorgt. Der Körper beginnt infolgedessen, nur noch die lebenswichtigen, rumpfnahen Bereiche zu versorgen. Das kann zu Leistungsabfall und Konzentrationsstörungen führen. Durch die fehlende Durchblutung wird die Schweißabsonderung eingeschränkt und die Thermoregulation des Körpers funktioniert nicht mehr richtig. Der Körper kann leicht überhitzen.

Was können Sie nun also aktiv tun, um Wassermangel entgegenzuwirken? Am besten beginnen Sie schon heute damit, sich ein routiniertes Trinkverhalten anzueignen. Dazu mein Tipp: Trinken Sie morgens nach dem Aufstehen direkt 0,5 Liter körperwarmes Leitungswasser. Sie werden überrascht sein, wie schnell Sie sich fit und wach für den Tag fühlen. Außerdem ist es zusätzlich konzentrationsfördernd, wenn Sie über den ganzen Tag ausreichend trinken. Auch ich habe meine Wasserflasche immer griffbereit.

Nichtsportler sollten mindestens 2 Liter Flüssigkeit am Tag zu sich nehmen, besser ein bisschen zu viel als zu wenig.

Eine Faustformel lautet: 35 ml pro Kilogramm Körpergewicht ergeben die Trinkmenge pro Tag.

Das wären dann bei einer 80 kg schweren Person 35 ml × 85 kg = 2.800 ml, also knapp 3 Liter[4].

Trinken Sie die Menge an Wasser, die für Ihr Gewicht vonnöten ist? Es ist nicht nur wegen der gesundheitsfördernden Faktoren unabdingbar, auf eine ausreichende Trinkmenge zu achten, sondern auch im Zusammenhang mit einem schlanken Lebensstil. Wir verwechseln häufig Hunger- und Durstgefühl. So essen wir, wenn wir eigentlich etwas trinken sollten. Oft reicht ein Glas Wasser aus, um ein erstes Hungergefühl verschwinden zu lassen. Probieren Sie es aus!

VERZICHTEN SIE AUF VOLKSDROGEN

Wenn Sie sich einen schlanken Lebensstil angewöhnen möchten, sollten Sie zudem auf Volksdrogen verzichten. Dazu zählen hierzulande Alkohol, Tabak und Koffein. Im weiteren Sinne können also Kaffee, Cola, Energydrinks und sogar Zucker zu den Alltagsdrogen gerechnet werden, da sie auf unseren Körper eine berauschende oder bewusstseinsverändernde Wirkung ausüben können. Besonders der regelmäßige und tägliche Konsum ist problematisch. Leider ist es in den meisten Haushalten normal, Alkohol zu bestimmten Mahlzeiten oder zur Feierabendentspannung zu konsumieren. In manchen Generationen oder Berufsgruppen ist es sogar heute noch Standard, tagsüber Alkohol zu trinken. Vor den gesundheitsschädigenden Auswirkungen eines solchen Verhaltens kann daher nur gewarnt werden. Auch ein gefährlich hoher Koffein-

KAPITEL 2

91

und Zuckerkonsum ist in unserer Gesellschaft vollkommen alltäglich.

ÜBERWINDEN SIE EMOTIONALES ESSEN

Nachfolgend möchte ich mit Ihnen noch ein weit verbreitetes Hindernis in Bezug auf einen schlanken Lebensstil betrachten, das in meiner Beratungspraxis als Gesundheitscoach sehr häufig ein Thema ist. Dabei handelt es sich um das emotionale Essen. Dies bedeutet, zu essen, weil wir Gefühle unterdrücken möchten. Emotionales Essen ist eine Form der Stressreduktion. Durch das Essen soll die entstandene Anspannung abgebaut werden. Zudem kann emotionales Essen auch auftreten, wenn wir versuchen, eine innere Leere zu füllen, wie wir bereits in Abschnitt 1.4 „Körperwahrnehmung" gesehen haben. In beiden Fällen wird nicht aus Hunger gegessen, sondern aus einem emotionalen Bedürfnis.

Dazu ein Beispiel aus meiner Beratungspraxis:

Sandy L, 24, kam zu mir in die Beratung, da sie nicht mehr weiterwusste. Sie war vollkommen verzweifelt über ihre starke Gewichtszunahme. Sandy war schon immer etwas korpulent gewesen. In den letzten drei Jahren hatte sie aber über 25 Kilogramm zugenommen. Sie fühlte sich unattraktiv und zutiefst unwohl in ihrem Körper. Sandy erlebte, wie alle in ihrem Freundeskreis begannen, Familien zu gründen. Sie wünschte sich selbst sehnlichst einen Partner, konnte sich dies aber aufgrund ihres Übergewichts nicht vorstellen. Deshalb und auch aus gesundheitlichen Gründen wollte sie dringend mit meiner Unterstützung abnehmen. Als ich Sandy von der Thematik des emotionalen Essens erzählte, fühlte sie sich sofort angesprochen. Sie erzählte, dass sie seit Beginn ihres Studiums das Gefühl habe, den Anforderungen nicht gewachsen zu sein. Immer wenn sie dieses Gefühl der Überforderung erlebte, konnte sie sich nur beruhigen, indem sie große Mengen an Süßigkeiten aß. Dieses Verhalten hatte sie aus ihrer Kindheit übernommen. Wenn sie mit einem ähnlichen Stressgefühl von der Schule nach Hause gekommen war, hatte ihre Mutter ihr immer einen Kakao gemacht und ihr einen Teller Süßigkeiten hingestellt, mit den Worten: „Nun iss erst mal was, dann geht es dir gleich besser." Das war aber auch alles, was Sandys Mutter tat, denn ein Gespräch über das, was Sandy belastete, folgte leider nicht. Wir schafften es, Sandys Gewohnheit, auf Stress mit Essen zu reagieren, durch alternative Verhaltensweisen und Methoden zur Stressbewältigung zu ersetzen. Sandy nahm innerhalb eines Jahres 25 Kilo ab und lernte auch bald einen jungen Mann kennen, mit dem sie sich verlobte.

Emotionales Essen tritt familiär gehäuft auf und wird somit ein Stück weit erlernt. Zudem kann es in Phasen erhöhter Belastung entwickelt werden, unter anderem in Zeiten der Trauer. Es kann aber auch als Verstärker dienen, um einen schönen Moment noch schöner zu machen. Das Essen kann Ersatz sein für ein Gefühl, das man sich wünscht. Ein Stück Kuchen nach Großmutters Rezept kann zum Beispiel ein Symbol für die erlebte Geborgenheit bei der Großmutter sein, an die wir uns erinnern. Deshalb befriedigt uns das Stück Kuchen auch nicht wirklich, sondern es bleibt ein unstillbarer Hunger zurück. Wenn Sie es schaffen, Ihren Hunger als Symbol für das emotionale Bedürfnis zu sehen, das er eigentlich ausdrückt, können Sie lernen, das emotionale Essen zu überwinden. Sie können das emotionale Loch füllen und sich selbst ein liebevoller Partner werden, indem Sie sich selbst das geben, was Sie in Ihrem Inneren benötigen. Helfen kann Ihnen hierbei die Übung des Loslassens aus Abschnitt 4.5 „Negative Gewohnheiten".

ÜBERNEHMEN SIE DIE TRICKS SCHLANKER MENSCHEN

Auch schlanke Menschen gönnen sich hin und wieder etwas – aber nicht täglich und schon gar nicht ständig. Und sie beherzigen ein paar Tricks, die ich nun mit Ihnen teilen möchte:

1. Maß halten

Schlanke Menschen behalten die Kontrolle. Sie kennen die Portionsgrößen, die sie zu sich nehmen sollten. Mit Disziplin achten sie darauf, Maß zu halten. Sie achten darauf, sich nicht zu überessen. Nachschlag nehmen sie erst, nachdem sie das erste Sättigungsgefühl abgewartet haben, das nach etwa 20 Minuten eintritt.

2. Die Reißleine ziehen

Schlanke Menschen haben eine obere Gewichtsgrenze im Kopf, die Sie nicht überschreiten. Diese

94

Grenze liegt bei Frauen bei 2 bis 3 Kilogramm und bei Männern 3 bis 5 Kilogramm über ihrem normalen Gewicht. Sollte die Waage sich dieser Obergrenze nähern, ziehen sie die Reißleine. Sie leiten akute Maßnahmen ein, um schnellstmöglich zum Normalgewicht zurückzukehren, was mit einer kurzen Diätphase auch gut möglich ist. Zweimal im Jahr eine solche Diätphase einzubauen ist wesentlich leichter, als einmal am Stück die doppelte Anzahl an Kilos abzunehmen.

3. Vor dem Urlaub Diät halten

Schlanke Menschen halten vor dem Urlaub kurz Diät. Dies fällt leicht, denn man freut sich auf den Urlaub, ist motiviert, und das Ziel ist absehbar. Nicht nur hat man den Vorteil, im Urlaub eine gute Figur zu machen, man arbeitet auch einen Puffer heraus, um sich kontrolliert und in Maßen (!) die eine oder andere Leckerei zu gönnen. Halten Sie sich auch hier an die unter Trick 2 genannten Kiloangaben. Wenn Sie außerdem maßvoll essen, kann im Urlaub nichts aus dem Ruder laufen.

4. Sich eine Schlemmermahlzeit gönnen

Schlanke Menschen vermeiden Gelüste, indem sie sich von Zeit zu Zeit eine Schlemmermahlzeit gönnen. Das kann je nach aktuellem Ziel einmal pro Woche oder pro Monat sein. Entscheiden Sie weise und beachten Sie Folgendes: Eine Pizza zusätzlich hat gut 1000 kcal. In einer gesunden Diät halten Sie ein Kaloriendefizit von 300 bis 500 kcal am Tag. Sie müssen also zwei Tage Diät halten, um die zusätzlichen Kalorien auszugleichen. Wenn Sie sich dazu noch ein Glas

Wein (250 kcal) und zwei Kugeln Eis (300 kcal) als Nachtisch gönnen, ist das angestrebte Kaloriendefizit und somit der Diäterfolg einer Woche zunichte.

5. Im Restaurant überlegt bestellen

Schlanke Menschen überlegen sich vor dem Restaurantbesuch, was sie bestellen werden. So werden sie nicht durch die Speisekarte verführt, etwas zu bestellen, was nicht in ihr Kalorienbudget passt. Schlanke Menschen wissen um die Kalorienfallen aus Fett und Zucker in Soßen und Dressings. Sie wählen Gerichte, bei denen sie darum bitten können, das Dressing oder die Soße in einem Extragefäß serviert zu bekommen. So können sie die Soßenmenge portionieren oder die Soße ganz weglassen, um die größten Kalorienfallen zu vermeiden. Schlanke Menschen wählen Gerichte mit einem hohen Gemüseanteil, da Gemüse viel Volumen, aber eine geringe Kaloriendichte hat. Sie achten darauf, dass das Gemüse möglichst frisch zubereitet ist und nicht mit Fett oder Öl gebraten wurde.

6. Die 90/10-Regel anwenden

Während einer Diät heißt es, fokussiert zu bleiben und das Ziel nicht aus den Augen zu verlieren. Der Preis für einen nachhaltigen Diäterfolg ist der Verzicht auf bestimmte Lebensmittel. Schlanke Menschen wissen, dass sie sich nichts verbieten, sondern gewählt haben, schlank zu leben. Wenn Sie Gelüste auf ungesunde Lebensmittel haben und ihr Zielgewicht bereits erreicht ist, wenden sie die 90/10-Regel an. Sie Essen zu 90 Prozent gesunde Lebensmittel und zu 10 Prozent das, worauf sie gerade Appetit haben. Dieses Prinzip kann in der Praxis auf folgende Art und Weise angewendet werden: Nach neun Tagen kontrollierten Essens können Sie eine Schlemmermahlzeit einplanen. Aber das gilt ausdrücklich nur, wenn Sie sich in einer Phase des Gewichthaltens befinden. Eine Diät würde dadurch gefährdet werden.

MACHEN SIE SICH IHRE DIÄT SO ANGENEHM WIE MÖGLICH

Auch wenn ein schlanker Lebensstil seinen Preis hat, muss das nicht gleichgesetzt werden mit einem asketischen Leben. Heutzutage gibt es viele Möglichkeiten, sich eine Diät lecker, genussvoll und angenehm zu gestalten. Der einzige Unterschied, ob man nun Diät hält oder sich lediglich gesund ernährt, liegt in der Kalorienmenge, die man zu sich nimmt. Nutzen Sie Ihre Kreativität, um sich Ihre Diät so angenehm wie möglich zu machen. Eines meiner Hobbys ist, diättaugliche Versionen meiner Lieblingsgerichte zu entwickeln. Die gesunden Varianten schmecken meist sogar noch viel besser als das Original – besonders, weil das Körperfeedback ein ganz anderes ist. Gesunde Gerichte geben dem Körper Energie, statt schlapp, voll oder träge zu machen, wie viele ungesunde Lebensmittel.

WIRKEN SIE DEM JO-JO-EFFEKT ENTGEGEN

Kommen wir abschließend zu einem besonderen Diätmysterium, vor dem Sie sich in

Zukunft mit einem schlanken Lebensstil nicht mehr fürchten müssen: die Jo-Jo-Falle.

Stellen Sie sich vor, Sie haben Ihr Zielgewicht erreicht, beenden Ihre kalorienreduzierte Diät und essen wieder genauso weiter wie vor Ihrer Diät. Was vermuten Sie, wovon hängt es ab, ob Sie Ihr Zielgewicht halten oder nicht?

Richtig, immer noch gilt das oben erläuterte Prinzip: Wenn Sie mehr Kalorien zu sich nehmen, als sie verbrauchen, nehmen Sie zu – und das nach einer Diät meist noch rasanter, da der Körper nach einer Phase des Verzichts freudig Kalorien speichert, um für die nächste Notzeit gerüstet zu sein. Eigentlich clever von ihm, doch leider nicht das, was wir uns von ihm wünschen. Wenn wir also nach einer Diät nicht wieder zunehmen möchten, müssen wir unseren Kalorienverbrauch und unsere aufgenommenen Kalorien weiterhin im Blick behalten.

ÜBUNG: Grundumsatz und Trinkmenge

1. Berechnen Sie anhand der vorgestellten Methode Ihren täglichen Grundumsatz an Kalorien.

Ergebnis: ....

2. Berechnen Sie anhand der genannten Faustformel das Minimum für Ihre tägliche Trinkmenge.

Ergebnis: ....

3. Gehen Sie an den Kühlschrank und lesen Sie die Nährwertangaben auf den Lebensmitteln, die Sie zu Hause haben. Wie viel von welchem Produkt könnten Sie essen, um Ihren Grundumsatz zu erreichen?

2.2

SPORT UND BEWEGUNG

Für schlanke Menschen gehört Bewegung zum Alltag. Sie bewegen sich gerne und wissen, welche Sportart ihnen Spaß macht.

Wie stehen Sie zu Sport? Vermutlich sind Sie auch in diesem Bereich deutlich von Ihrem familiären Umfeld geprägt worden. In den wenigsten Familien gehört Bewegung zum Alltag. In manchen Familien sind Sport generell oder bestimmte Sportarten regelrecht verpönt oder werden gezielt gemieden. Nicht viele Kinder erleben, wie Ihre Eltern regelmäßig Sport machen, oder werden in diese Sporteinheiten integriert. Was meiner Meinung nach völlig unverständlich ist, da gerade Sport dem natürlichen Bewegungsdrang der Kinder ganz besonders entgegenkommt. Im gemeinsamen Sport liegt ein hohes Potenzial für ein gesundes Familienleben. Nicht nur bekommen die

Kinder so einen besseren Bezug zu ihrem Körper und ihrer Motorik, es entsteht zusätzlich eine spielerische Atmosphäre, in der wichtige Charaktereigenschaften wie Disziplin, Durchhaltevermögen, Ehrgeiz, aber auch Teamgeist geschult und gefördert werden.

Im Laufe unseres Lebens entwickeln wir basierend auf diesen familiären Einflüssen unsere eigene Einstellung zum Thema Sport und Bewegung. Betrachten wir daher die unterschiedlichen „Sportlerpersönlichkeiten" und ihre Verhaltensweisen: Die „Sportskanonen" bekommen, wenn sie nur an Bewegung denken, ein Leuchten in den Augen. Die „Herausreder" nehmen einen tiefen Atemzug und fangen an, sich eine Vielzahl von Ausreden zurechtzulegen, warum Sport nicht in ihren Alltag passt. Die „Sportgegner" stellen sich vehement auf den Standpunkt, dass Sport einfach nichts für sie ist. Eine weitere Gruppe, die „Motivationssucher", haben es probiert, aber nicht durchgehalten, ihnen fehlt einfach die Motivation. Und dann wären da noch die „Zwangssportler". Sie wissen um die Vorzüge des Sports und quälen sich durch die Einheiten.

Allein das Wort Sport auszusprechen, führt zu sehr kontroversen Reaktionen. Dies hängt damit zusammen, dass wir einerseits alle wissen, dass Sport förderlich und wichtig für die Gesundheit ist. Andererseits fühlen wir uns direkt mit unserem schlechten Gewissen konfrontiert, das wir in der Regel erfolgreich verdrängen. Denn uns ist eigentlich durchaus klar, dass wir viel zu wenig Bewegung in unseren Alltag integrieren.

Wir nehmen uns immer wieder vor, ab morgen alles anders zu machen und beispielsweise nach dem Abendbrot spazieren zu gehen, statt uns auf die Couch zu legen. Leider regnet es am kommenden Tag und unsere guten Vorsätze sind dahin. Meist rückt das Thema Sport dann auch irgendwie in den Hintergrund. Es gibt Wichtigeres, und lange Zeit macht unser Körper das auch bereitwillig mit. Bis wir erste Zipperlein bemerken, sind schon ein paar Jahrzehnte unseres Lebens vergangen.

Die gute Nachricht: Unser Körper ist nicht nachtragend. Wir haben die Chance, durch einen schlanken Lebensstil das nachzuholen, was wir über die Jahre versäumt haben. Wir werden sogar schon nach einigen Wochen deutliche Erfolge sehen.

Wer zu der Gruppe der „Sportskanonen" gehört, wird sich hiervon allerdings ganz und gar nicht angesprochen fühlen. Ihnen möchte ich an der dieser Stelle von Herzen gratulieren. Sie gehören zu den Menschen, die mit einer guten Beziehung zu Ihrem Körper und vorbildlichen Verhaltensweisen gesegnet sind. Für Sie wird dieses Kapitel vielleicht eine nette Ergänzung zu Ihrem bereits vorhandenen Wissen und Handeln sein.

Allen anderen, die sich irgendwo in der Gruppe der „Herausreder", der „Sportgegner", der „Motivationssucher" oder der „Zwangssportler" wiederfinden, möchte ich Hoffnung machen, dass es auch für sie die passende Art von Bewegung gibt.

EIN SCHLANKER LEBENSSTIL HAT SEINEN PREIS

Soziale Medien und die Werbung vermitteln uns, dass andere gesund und fit sind, ohne irgendetwas dafür tun zu müssen. Es scheint ungerecht, wie andere scheinbar mühelos erreichen, was wir uns selbst so sehnlich wünschen. Doch dies stimmt nicht: Auch für alle anderen Menschen ist ihr Ziel mit Anstrengungen verbunden. Warum? Weil alles im Leben einen Preis hat. Wenn Sie schlank sein wollen, müssen Sie bereit sein, den Preis eines schlanken Lebensstils zu zahlen. Wenn Sie gesund sein wollen, müssen Sie Ihren Körper mit gesunder Nahrung und gesunden Gewohnheiten unterstützen. Wenn Sie erfolgreich sein wollen, müssen Sie Durchhaltevermögen zeigen. Alles hat zwei Seiten. Denken Sie darüber nach, ob Sie bereit sind, die Anstrengungen in Kauf zu nehmen. Erinnern Sie sich daran: Alles hat seinen Preis.

INTEGRIEREN SIE BEWEGUNG IN IHREN ALLTAG

Um abzunehmen, ist es nötig, ein Kaloriendefizit zu erreichen. Wie wir das genau erreichen können, wurde bereits in Abschnitt 2.1 „Ernährung" erläutert. Dieses Kaloriendefizit können wir zusätzlich erhöhen, wenn wir darauf achten, uns im Alltag mehr zu bewegen.

Dazu bieten sich jede Menge Möglichkeiten, wenn wir ein wenig kreativ werden. Zu diesem Thema ein paar Ideen, die meine Seminarteilnehmer gesammelt haben:

1. Nutzen Sie, wann immer es geht, die Treppe, auch mit Gepäck und wenn es mehrere Stockwerke sind. Im Fitnessstudio gibt es ein Trainingsgerät namens Stairmaster, das Treppensteigen simuliert. Warum also nicht auch im Alltag den „natürlichen Stairmaster" verwenden?

2. Parken Sie etwas weiter weg. Wählen Sie also den Parkplatz so, dass noch 5 bis 10 Minuten Fußweg zu laufen sind.

3. Nutzen Sie Wartezeiten. Gerade im Haushalt oder im Familienleben ergeben sich immer einmal wieder kleine Wartezeiten, sei es in der Küche, beim Teezubereiten bis das Wasser kocht, beim Zähneputzen, beim Warten auf den Partner oder die Kinder. Diese Zeit kann genutzt werden, um auf der Stelle zu gehen oder zu joggen. Das bringt den Kreislauf in Schwung, und es werden ein paar zusätzliche Kalorien verbraucht. Alternativ könnten Sie andere kleine Übungen wie Hampelmann oder Kniebeugen machen.

4. Starten Sie den Tag mit einem Tanz. Morgens das Fenster zu öffnen und zum persönlichen Lieblingslied zu tanzen, das bringt den Körper in Schwung, und Sie haben direkt eine erste Sporteinheit absolviert. Wenn Ihr Partner sich darauf einlässt, tanzen Sie zusammen. Das macht Spaß und stärkt zusätzlich die Beziehung.

5. Führen Sie „bewegte" Telefonate. Die Zeit beim Telefonieren kann genutzt werden, um auf und

ab zu laufen. Je nachdem, wie lange Sie telefonieren, können bei so einem Telefonat eine ganz Menge Schritte zusammenkommen.

6. Bewegen Sie sich in den Pausen. Besonders wenn Sie einer sitzenden Tätigkeit nachgehen, ist es wichtig, alle 60 bis 90 Minuten Pausen einzuplanen, in denen Sie sich bewegen. Gehen Sie für 5 Minuten umher oder joggen Sie am offenen Fenster auf der Stelle. Ich laufe gerne einmal um den Häuserblock. Je nach Länge der Pause wähle ich die 5-, 10- oder 15-minütige Runde. Das erhöht nicht nur den Kalorienverbrauch, auch das Gehirn wird besser mit Sauerstoff versorgt, und es fällt leichter, konzentriert weiterzuarbeiten.

7. Gehen Sie nicht auf die nächstgelegene Toilette. Wählen Sie die Toilette, die am weitesten im Gebäude entfernt ist. So laufen Sie ganz automatisch nebenbei einige Schritte.

8. Gehen Sie spazieren. Eine halbe Stunde pro Tag an der frischen Luft zu verbringen ist das Minimum. Wir brauchen den Sauerstoff und das Sonnenlicht, um gesund zu bleiben.

9. Nein, ich muss Sie leider enttäuschen. An dieser Stelle erfolgt keine Empfehlung, Ihr tägliches Schrittpensum zu erhöhen, indem Sie häufiger an den Kühlschrank oder die Süßigkeitenschublade gehen. Beide Orte bleiben weiterhin zwischen den Mahlzeiten tabu.

ERKENNEN SIE DIE VORTEILE VON REGELMÄSSIGEM SPORT

Zu einem schlanken Lebensstil gehört Sport. Nicht nur weil er essenziell für die Gesundheit unseres Herz-Kreislauf-Systems und unseres Körpers ist, Sport hält obendrein schlank und geistig fit. Lassen Sie uns daher die Vorteile, die regelmäßige Bewegung für uns hat, einmal aufzählen:

Sport macht clever. In einer Studie der Universität von Montreal absolvierten Probanden, deren geistiger und körperlicher Zustand zuvor getestet worden war, zweimal pro Woche rund 90 Minuten lang ein Intervalltraining auf einem Trimmfahrrad und zusätzlich Krafttraining an Geräten. Nach vier Monaten prüften die Forscher den geistigen und körperlichen Zustand der Probanden erneut. Studienleiter Anil Nigam fand heraus, dass bei ihnen die Sauerstoffversorgung des Gehirns signifikant angestiegen war. Zudem verbesserten sich auch ihre Ergebnisse in den kognitiven Tests.[5] Beim Sport wird das Gehirn wesentlich stärker mit Sauerstoff versorgt. Das trägt dazu bei, dass unsere Denkleistung verbessert wird und wir uns besser konzentrieren können.

Außerdem macht uns Sport stark. Je nach Sportart verbessern wir unsere Grundlagenausdauer oder bauen Muskelmasse auf. Am besten ist es deshalb, beides zu trainieren.

Sport macht uns auch glücklich. Durch Sport zirkulieren mehr Endorphine im Körper, darunter auch das Serotonin, das sogenannte Glückshormon. Dieses Hormon sorgt dafür, dass wir wacher und fröhlicher sind.

Ein weiterer Pluspunkt ist, dass Sport Stress reduziert. Stresshormone werden durch Sport besser abgebaut. Deshalb gelangen wir durch Sport schneller wieder in einen Zustand der Entspannung.

Alles in allem macht Sport uns rundum gesund. Regelmäßige Bewegung senkt den Blutdruck und ist gut für die Durchblutung. Sie verbessert die Sauerstoffversorgung des Körpers und auch den Stoffwechsel.

Ebenso profitieren unser Selbstwertgefühl und unser Selbstbewusstsein vom Sport. Dies ist einerseits durch ein intensiveres Körpergefühl bedingt und andererseits durch das gute Gefühl, das nach jeder erfolgreich bewältigten Sporteinheit entsteht. Wir fühlen uns vitaler und attraktiver. Und nicht nur das gesteigerte Selbstwertgefühl, sondern auch die verbesserte Durchblutung führt zu einer anziehenderen Ausstrahlung.

Sport hat zudem eine signifikant positive Auswirkung auf unser Immunsystem. Wir sind also besser geschützt gegen Krankheiten.

Obendrein hält Sport uns jung. Denn durch sportliche Betätigung werden vermehrt Hormone ausgeschüttet, die vor Alterserscheinungen schützen. Sport ist also ein natürlicher Jungbrunnen.

WÄHLEN SIE EINE SPORTART AUS, DIE IHNEN FREUDE BEREITET

Beim Sport geht es nicht nur darum, die Bewegungseinheit zu absolvieren. Ebenso wichtig dabei ist, einen Bezug zu Ihrem Körper zu bekommen und ein neues Körperbewusstsein zu entwickeln. Das geht am besten, wenn wir Freude daran haben.

Häufig haben wir an einer Sportart keine Freude, weil sie nicht unseren Bedürfnissen entspricht. Für die einen sind temporeiche Ballsportarten der einzig wahre Sport, die anderen fühlen sich zu langsameren Sportarten mit meditativem Charakter hingezogen. So kann es für jemanden Quälerei sein, im Volleyballteam zu spielen, Langstreckenschwimmen könnte aber seine Leidenschaft werden. Es gibt so viele verschiedene Sportarten und Ansätze, dass garantiert für jeden das Richtige dabei ist. Sie müssen nur herausfinden, was für Sie das Passende ist.

Ein motivierender Faktor beim Sport kann die Wahl der Musik sein. Sie kann pushen und antreiben wie bei Powerfitness-Kursen oder durch ihre Sanftheit die Schönheit der Bewegung unterstützen wie bei Ballett und Yoga. Es lohnt sich, wenn Sie sich die Zeit nehmen und eine Playlist für Ihre Sporteinheiten erstellen.

Auch der soziale Faktor spielt bei der Wahl der passenden Sportart eine Rolle. Je nachdem, ob wir lieber allein oder in der Gruppe Sport ausüben, gilt es, ganz unterschiedliche Sportarten in Betracht zu ziehen. Manche erhalten ihre Motivation zum Sport aus dem Miteinander oder dem Konkurrenzkampf. Andere möchten sich beim Sport hingegen ganz auf den eigenen Körper und Geist konzentrieren können, ohne durch Mitsportler abgelenkt zu werden.

Sport trägt zudem zur mentalen Regeneration und zur Psychohygiene bei. Je nachdem, was für ein Typ wir sind, nutzen wir den Sport auf unterschiedliche Weise. Die einen haben am meisten Nutzen davon, wenn sie sich auspowern und an ihre Grenzen gehen. Nur so spüren sie sich und ihren Körper und gelangen ins Gleichgewicht. Die anderen schätzen am Sport, mit ihren Gedanken und ihrer Konzentration ganz fokussiert nur bei sich und den eigenen Gedanken sein zu können. Manche beschreiben auch ein Gefühl von mentaler Leere, das sie beim Sport erleben. Für sie liegt die Entspannung darin, dass die Gedanken still werden und der Geist zur Ruhe kommt.

Ausdauersportarten wie Laufen, Nordic Walking, Radfahren oder Schwimmen eignen sich hervorragend, um das Herz-Kreislauf-System zu kräftigen. Ihr Vorteil liegt darin, dass die Intensität der Belastung auf einem konstanten Niveau gehalten werden kann und so Blutdruckspitzen weitgehend vermieden werden können. Sie sind auch für Personen mit Herz-Kreislauf-Erkrankungen wie Bluthochdruck oder Herzschwäche die Sportarten der Wahl. Neben dem positiven Effekt auf das Herz-Kreislauf-System wird durch Ausdauersport das Lungenvolumen vergrößert, die Muskulatur mit mehr Sauerstoff versorgt, der Blutzucker gesenkt und mehr Fett verbrannt als durch Kraftsport.

Die Vorteile des Kraftsports sind ebenfalls nicht zu verachten. Kraftsport wirkt stabilisierend auf Band- und Halteapparat des Körpers und verhindert eine zu starke Abnahme der Knochendichte. Er senkt den Blutzucker, steigert langfristig den Grundumsatz durch den Aufbau von Muskelmasse und erzeugt schon nach wenigen Wochen sichtbare Erfolge.

Eine Kombination aus beidem ist besonders effektiv und empfehlenswert. So kann die Verletzungsgefahr im Ausdauersport durch eine Kräftigung der Muskulatur im Kraftsport reduziert werden. Generell ist es immer wichtig, mit dem Hausarzt zu sprechen, bevor man mit einer Sportart beginnt, um keine gesundheitlichen Risiken einzugehen.

DENKEN SIE IMMER AN DEHN- UND AUFWÄRMÜBUNGEN

Das Dehnen und das Aufwärmen werden im Sport gern als die beiden Stiefkinder angesehen. Dennoch möchte ich Ihnen beides ans Herz legen. Das gründliche Aufwärmen stimmt Körper und Muskeln auf die Belastung durch den Sport ein und beugt so Verletzungen vor. Heutzutage gibt es unterschiedliche Ansichten zum optimalen Zeitpunkt für Dehnübungen. So gibt es Vertreter der Ansicht, Dehnen nach dem Sport sei gut. Andere sehen darin keinen förderlichen Effekt und sind Befürworter der Theorie, dass Dehnen besser separat und nicht im Zusammenhang mit dem Training erfolgen sollte. Ich möchte hier keine Empfehlung aussprechen, indem ich für eine Position Partei

ergreife. Generell ist es aber wichtig, Dehnübungen in die Sportroutine zu integrieren –
am besten so, wie es sich für Sie gut anfühlt.
Denn es hat nicht nur den Vorteil, dass wir bis
ins hohe Alter beweglich und gelenkig bleiben. Dehnen fördert zudem die Durchblutung,
die Regeneration und steigert das Wohlbefinden. Auf das Thema Regeneration wird in
Abschnitt 2.5 noch genauer eingegangen.

NOTIEREN SIE SICH FESTE SPORTTERMINE IM KALENDER

Sport kann ein Hobby werden, aus dem Kraft
und Freude geschöpft werden kann – ein
Ausgleich im Alltag, der aus dem schlanken
Lebensstil nicht mehr wegzudenken ist. Sport
zu treiben bedeutet nicht nur, sich zu bewegen. Es bedeutet, unserem Körper und unserer
Psyche die notwendigen Voraussetzungen zu
geben, um fit und gesund zu bleiben.

Planung ist dabei alles. Es empfiehlt sich, die
Sporteinheiten, wie in Abschnitt 2.3 „Tagesablauf und Struktur" dargestellt, im Voraus zu
planen. Entscheiden Sie vorab, wie viele Sporteinheiten Sie pro Woche absolvieren wollen.
Hier empfehle ich jedem ein Minimum von
drei Einheiten pro Woche. Zudem sollten Sie
einplanen, jeden Tag mindestens 30 Minuten
an die frische Luft zu gehen. Reservieren Sie
in Ihrem Wochenplan feste Termine für den
Sport. Sportvereine geben die Trainingszeiten
bereits vor. Das kann für diejenigen, die sich

selbst schwer strukturieren können, eine Hilfestellung sein.

Nicht immer werden Sie zum Sport motiviert
sein. Das ist ganz normal. Beginnen Sie einfach mit Ihrer Sporteinheit, und entweder stellt
sich die Motivation im Laufe der Einheit ein
oder eben nicht. Wichtiger als die Frage, ob Sie
motiviert waren, ist nämlich, ob Sie Ihre Sporteinheit absolviert haben. Denn das führt zum
Erfolg, und der Erfolg motiviert Sie auf jeden
Fall.

IM SPORT GILT DIE DEVISE: KONSEQUENZ ZAHLT SICH AUS

Wie in allen Bereichen möchte ich Ihnen auch
hier ans Herz legen, dranzubleiben. Versuchen
Sie sich, Ihrem Körper und der Sportart, die
Sie gewählt haben, eine Chance zu geben, und
halten Sie sich für sechs Wochen an Ihren Plan.
So lange dauert es, die neue Gewohnheit zu
verinnerlichen. Ziehen Sie danach Bilanz und
führen Sie notwendige Anpassungen durch.

Vielleicht ist es nicht die erstbeste Sportart, die
die Richtige für Sie ist. Dann probieren Sie einfach noch andere Sportarten aus. Möglicherweise macht auch die erste Sporteinheit nicht
so viel Spaß wie erhofft, weil es anstrengender
ist als gedacht. Dann beginnen Sie mit kleine-
ren Einheiten und steigern Sie sich langsam.
Es ist auch denkbar, dass die gewählte Uhrzeit
doch nicht so gut in Ihren Tagesplan passt wie
erwartet. Dann experimentieren Sie, zu welcher
Zeit sich Ihr Training besser einbauen lässt.

TEST: Welcher Sporttyp sind Sie?

Beantworten Sie die Fragen und machen Sie einen Strich für jedes A, B, C oder D. Zählen Sie anschließend die Anzahl der Striche für jeden Buchstaben zusammen. Die Auswertung finden Sie auf den sich anschließenden Seiten.

1. **Sind Sie ein Teamsportler?**

    ja (A)   nein (B/C)   egal (D)

2. **Ist Ihnen der soziale Aspekt beim Sport wichtig?**

    ja (A)   nein (B/C)   egal (D)

3. **Wie wichtig würden Sie den sozialen Aspekt einschätzen, auf einer Skala von 0 (nicht wichtig) bis 10 (sehr wichtig)?**

    0 – 3 (B/C)   4 – 7 (D)   8 – 10 (A)

4. **Würden Sie Sport zu Hause oder außerhalb vorziehen?**

    zu Hause (B)   extern (A)   egal (D/C)

5. **Stört es Sie, wenn Sie für das Ausüben von Sportarten An- und Abreise mit einrechnen müssen und zeitlich auf Trainingszeiten festgelegt sind?**

    ja (B/C)   nein (A)   egal (D)

6. **Haben Sie eine Lieblingsmusik, die Sie gerne zum Sport hören möchten? Welche?**

    ja (B/C)   nein (A)   egal (D)

7. **Können Sie sich vorstellen, dass der meditative Aspekt für Sie beim Sport eine Rolle spielt?**

ja (C/B)   nein (A)   egal (D)

8. **Bevorzugen Sie Sportarten an der frischen Luft?**

ja (B)   nein (C/A)   egal (D)

9. **Möchten Sie den Schwerpunkt bei Ihrer Sportart eher auf mentalen Ausgleich oder auf Kraft- und Ausdauertraining legen?**

mental (C)   Kraft/Ausdauer(A/B)   egal (D)

10. **Mögen Sie Ballsportarten?**

ja (A)   nein (B/C)   egal (D)

11. **Wären Sie bereit, Geld in eine gute Sportausrüstung zu investieren?**

ja (B)   nein (A/C)   egal (D)

12. **Wie viele Stunden möchten Sie pro Woche ins Training investieren?**

< 2 (A/C)   2-4 (B)   > 4 (D)

13. **Möchten Sie den Sport gerne nutzen, um in engeren Kontakt mit Ihrem Körper zu kommen und eine bessere Körperwahrnehmung zu entwickeln?**

ja (C)   nein (A/B)   egal (D)

TESTAUSWERTUNG: WELCHER SPORTTYP SIND SIE?

Zählen Sie die Striche für die einzelnen Buchstaben zusammen. Finden Sie heraus, welchen Buchstaben Sie am häufigsten gewählt haben. Das ist Ihr Hauptsporttyp. Natürlich kann es sein, dass Sie ein Mischtyp sind. Dann haben Sie eine größere Auswahl an Sportarten, die zu Ihnen passen können.

IHR ERGEBNIS:

A: Sie sind ein Teamsportler. Sport und sozialer Kontakt gehören für Sie zusammen. Suchen Sie sich also eine Sportart, die Sie gemeinsam mit anderen oder im Verein ausüben können.
Beispiele: Tennis, Fußball, andere Ballsportarten, Fitnessstudio, Lauftreffs, Walkinggruppen, Tanzen (Paar oder Gruppe)

B: Sport machen Sie am liebsten allein. Dann können Sie konzentriert und ohne Ablenkung trainieren. Sie mögen es, beim Sport Zeit für sich, Ihre Gedanken und Ihr Körpergefühl zu haben.
Beispiele: Schwimmen, Kraftsport zu Hause, Laufen, Radfahren, Aerobic, Onlinetrainingsprogramme

C: Sport treiben bedeutet für Sie auch gleichzeitig, mit Ihrem Inneren in Kontakt zu kommen und sich mental zu stärken. Sie suchen also eine sanfte Sportart, die Ihren Körper und Ihrem Geist in Einklang bringt.
Beispiele: Yoga, Ballett, Solo-Tanzen

114

D: Sie haben keine Präferenz. Gerne treiben Sie Sport im Team, aber auch die Laufeinheit alleine fällt Ihnen nicht schwer. Einer Sportart mit mentalen Aspekten gegenüber sind Sie ebenfalls nicht abgeneigt. Probieren Sie daher einfach alles einmal aus und schauen Sie, was Ihnen gefällt.

2.3

TAGESABLAUF UND STRUKTUR

Schlank denken bedeutet, den eigenen Tag zu strukturieren. Sie machen sich einen geregelten Tagesablauf und dessen Vorteile zunutze.

Wer kennt es nicht: Man hat ein Ziel gefasst, findet aber häufig einfach nicht die Zeit, um dranzubleiben, und gibt schließlich entmutigt und genervt auf. Wir scheitern, und das macht uns traurig.

Damit Scheitern für Sie künftig kein Thema mehr sein muss, möchte ich Ihnen die Methode der Tagesplanung vorstellen. Diese Methode wird von Topmanagern und Spitzensportlern angewendet, um Ziele schnell und dauerhaft zu erreichen. Nach einem geregelten und gut geplanten Tagesablauf zu leben ist in vielerlei

Hinsicht von Vorteil und für einen schlanken Lebensstil essenziell.

Pläne und Strukturen helfen uns dabei, Gewohnheiten zu entwickeln und diese auch einzuhalten. Alles, was eine Gewohnheit ist, läuft nahezu automatisch und unterbewusst ab. Schlank zu leben bedeutet, sich diese Tatsache zunutze zu machen.

Wir können in allen drei Bereichen des schlanken Lebensstils die Vorteile eines geregelten Tagesablaufs anwenden. Am stärksten wirkt sich ein strukturierter Tagesablauf aber im Bereich des schlanken Handelns aus. Denn durch die Tagesstruktur werden Handlungsabläufe automatisiert. So können wir schlanke Handlungsweisen in unseren Alltag einplanen, und es fällt uns um ein Vielfaches leichter, sie einzuhalten. Das kann von einer Sportroutine am Morgen über ausreichende Regenerationsphasen bis hin zu einem gesunden, strukturierten Essverhalten reichen. Alles, was wir als gute Gewohnheit in unseren Tag integrieren können, hilft uns nach einiger Zeit automatisch dabei, einen schlanken Lebensstil zu führen

Insgesamt empfiehlt es sich, nicht nur mit Tagesplänen, sondern zusätzlich mit Wochen-, Monats- und Jahresplänen zu arbeiten. Einen Überblick über die kommende Zeit zu haben ermöglicht es uns, unser Ziel im Auge zu behalten, uns auf das Wichtige zu fokussieren und geeignete Etappen und Zwischenschritte zu planen.

NUTZEN SIE JAHRES-, MONATS-, WOCHEN- UND TAGESPLÄNE

In einen Jahresplan tragen wir große, langfristige Ziele ein. Haben wir zum Beispiel vor, in einem Jahr einen Zehn-Kilometer-Lauf zu bewältigen, dann sollten wir in den Jahresplan eintragen, wann der Lauf stattfinden wird.

In der Monatsplanung gilt es dann, dieses Ziel in kleinere Abschnitte zu unterteilen. Wenn wir bei dem Beispiel des Zehn-Kilometer-Laufs bleiben, so könnte das Ziel für den ersten Monat sein, 30 Minuten am Stück durchzulaufen. Im Folgemonat könnte als Ziel eingeplant werden, 5 Kilometer am Stück zu schaffen.

Im Wochenplan werden dann die einzelnen Trainingseinheiten pro Woche vermerkt, beispielsweise drei Laufeinheiten. Das würde bedeuten, dass an den anderen vier Tagen Regenerationsphasen zur Erholung stattfinden. Die Trainingseinheiten sollten mit der Arbeitsbelastung der Woche abgestimmt werden, um zu garantieren, dass Sie dafür auch Zeit haben und nichts Unvorhergesehenes dazwischenkommen kann.

Erstellen Sie Ihren Wochenplan für die kommende Woche mit den Themenbereichen Ernährung, Regeneration und Sport jeweils am Wochenende vorher. So haben Sie bereits einen Überblick, was Sie in der kommenden Woche erwartet. Ich trage bei der Erstellung des Wochenplans auch schon alle festen Termine in die einzelnen Tagespläne für die Woche ein.

117

Die Tagespläne werden dann jeweils am Vorabend für den nächsten Tag ausgearbeitet. So wissen Sie morgens direkt, was Ihre erste Aufgabe für den Tag ist und wie Ihr Tag strukturiert sein wird. Das erleichtert einen produktiven Start in den Tag enorm. Nehmen Sie sich zudem jeden Abend Zeit, Ihren Tagesplan noch einmal Revue passieren zu lassen, um auszuwerten, was gut geklappt hat und was Sie optimieren können.

Vorteile im Bereich des schlanken Denkens

Strukturen bieten deutliche Vorteile für einen schlanken Lebensstil. Betrachten wir zunächst die Auswirkungen im Bereich des schlanken Denkens:

Folgen wir einem geregelten Tagesplan, brauchen wir uns über etliche Abläufe keine Gedanken mehr zu machen. Gute Gewohnheiten werden automatisiert, und wir kommen nicht in Versuchung, in negative Verhaltensmuster zu verfallen. Ein Beispiel aus meinem Alltag:

Ich führe meine Sporteinheit immer morgens als Erstes aus, weil ich im Laufe des Tages ansonsten nicht immer dazu kommen würde. Wenn ich aufstehe, ziehe ich direkt meine Sportsachen an und bereite mich darauf vor, mein Sportprogramm zu beginnen. Dieser Ablauf ist jeden Tag gleich. So muss ich mir morgens nie die Frage stellen, was ich jetzt als Erstes tun werde. Und ich denke auch nie darüber nach, ob ich jetzt motiviert bin, Sport zu machen. Sonst würde ich vermutlich anfangen abzuwägen, ob ich stattdessen lieber noch eine Stunde länger im Bett bleibe.

Es mag Menschen geben, die eine knackige Sporteinheit am Morgen dem Schlaf im kuscheligen Bett vorziehen. Ich jedenfalls gehöre nicht dazu. Von daher ist es für mich ein Vorteil, gar nicht erst über die Motivation nachzudenken. Die Routine hilft mir, auf dem Weg des schlanken Lebensstils zu bleiben.

Vorteile im Bereich des schlanken Handelns

Auch im Bereich des schlanken Handelns profitieren wir davon, wenn wir Pläne erstellen und einhalten:

Bezogen auf unsere Ernährung können wir durch Wochenpläne wesentlich Zeit sparen, Abläufe erleichtern und Fallen vermeiden. Den Einkauf und die Essenszubereitung für eine Woche vorauszuplanen hat mehrere Vorteile.

Der größte Vorteil ist, dass wir so die Kalorienmengen der Nahrung, die wir zu uns nehmen, am besten einhalten können. Denn dadurch können wir den Überblick über die tägliche Nahrungszufuhr behalten und zusätzliche Kalorien sowie Snackfallen zwischen den Mahlzeiten clever umgehen.

Durch geplante Essenszeiten und vorbereitete Nahrung vermeiden wir zudem, dass wir zu ungesunden Lebensmitteln greifen. Obendrein sparen wir Zeit, weil wir bei einem einzigen Wocheneinkauf weniger Zeit im Supermarkt verbringen als bei täglichen Einkäufen. Wir sparen auch Geld, weil wir höchstwahrscheinlich weniger Lebensmittel kaufen, nämlich nur die, die auf unserem Einkaufszettel stehen.

Dass wir doch zusätzlich zu Lebensmitteln greifen, die nicht auf unserer Liste stehen, kann passieren, wenn wir hungrig einkaufen gehen. Achten Sie also darauf, dass Sie bereits etwas gegessen haben, wenn Sie sich zum Wocheneinkauf aufmachen.

Auch im Sport, insbesondere im Trainingsalltag von Spitzensportlern, wird stets mit Plänen gearbeitet. Ihr Trainingspensum, ihre Ernährung und die Regenerationsphasen sind stets vorgeplant und gut strukturiert. Die Sportler und ihre Trainer können und wollen diese entscheidenden Faktoren für ihren Erfolg nicht dem Zufall überlassen.

Planung hat hier mehrere Vorteile. Der erste ist, dass geplantes Vorgehen die effektivste und schnellste Art ist, um zu trainieren und das gewünschte Ziel zu erreichen. Schlanke Menschen übernehmen diese Methode, weil sie sich damit auseinandergesetzt haben, welche erfolgsbringenden Verhaltensweisen Profis nutzen und was sie von diesen Vorbildern lernen können. Der zweite Vorteil ist, dass eine Leistungssteigerung nur durch ein kontinuierliches Training und ein langfristiges Ziel erreicht werden kann. Dafür sind Pläne mit Monats- oder Jahreszielen nötig. Ein weiterer Vorteil ist die Möglichkeit, Regenerationstage, also Tage zur Erholung für Körper und Geist, einzuplanen. Dadurch wird auch das Verletzungsrisiko wird gesenkt. Genaueres über die Vorteile von gezielten Regenerationsphasen erfahren Sie in Abschnitt 2.5 „Regeneration".

Vorteile im Bereich des schlanken Fühlens

Auch auf unsere Psyche und somit den Bereich des schlanken Fühlens wirken sich Tages-, Wochen- oder Jahrespläne positiv aus. Wir haben ein Ziel, das wir verfolgen, und somit einen Anreiz für unser Handeln. Strukturen geben uns Halt und Sicherheit. Das führt dazu, dass wir innerlich ausgeglichener und ruhiger werden. Unsere Psyche kann so in Balance kommen, was sich unmittelbar auf unser Fühlen auswirkt. Allein die Tatsache, dass wir unsere Aufgaben in der geplanten Zeit erfolgreich erledigt haben, bestärkt uns in unserer Selbstwirksamkeit. Selbstwirksamkeit bedeutet, wir erleben, dass wir etwas bewirken können. Das erfüllt uns mit Freude und Stolz.

Das gilt auch in Bezug auf unsere Sport- und Ernährungspläne. Wenn es uns gelingt, diese einzuhalten, fühlen wir uns automatisch erfüllter und glücklicher. Tag für Tag kommen wir unserem Ziel einen Schritt näher und verinnerlichen immer mehr, schlank zu denken und zu handeln. Dadurch erlangen wir mehr Selbstbewusstsein und gewinnen somit an Lebensfreude. Dieses neue Selbstwertgefühl eines schlanken Menschen werden wir mit der Zeit ganz selbstverständlich ausstrahlen.

Auch unser Unterbewusstsein profitiert von regelmäßigen Abläufen. Wir haben eine innere Uhr, die sich nach unseren Gewohnheiten richtet. Ein Beispiel dafür ist das morgendliche Erwachen. Vielleicht gehören Sie zu den Menschen, die jeden Tag zur gleichen Zeit aufwachen, auch wenn der Wecker noch nicht geklingelt hat? Dann haben Sie diese Zeit schon so verinnerlicht, dass Sie ohne weiteres Zutun aufwachen.

Ähnlich ist es mit unserem Hungergefühl. Halten wir uns an bestimmte Essenszeiten, ist uns unterbewusst bekannt, wann wir mit Nahrung zu rechnen haben, und bekommen automatisch Hunger. Noch viel wichtiger bei einer solchen Routine ist aber, dass uns auch unterbewusst bekannt ist, wann wir keine Nahrung zu erwarten haben. Diese Zeit nutzt unser Körper dann für Regeneration, Entgiftung und Verdauung. Damit diese Prozesse ungestört ablaufen können, ist es notwendig, dass unser Körper Ruhephasen bekommt, in denen er seine Aufgaben ungestört verrichten kann. Zur effektiven Regeneration zählt natürlich auch der Schlaf mit geregelten Schlafenszeiten.

SO ÜBERWINDEN SIE SCHWIERIGKEITEN BEI DER TAGESPLANUNG

In Bezug auf unsere Tagesplanung können wir auf Probleme stoßen, die es uns erschweren, diese neue Gewohnheit im Alltag zu festigen. Wenn Sie die folgenden Handlungsmöglichkeiten im Hinterkopf behalten, wird es Ihnen leichtfallen, dennoch ans Ziel zu gelangen:

1. Sie sind der Wächter Ihrer Planung. Das bedeutet, Sie sind für die Planung und Durchführung Ihres Tagesplans verantwortlich. Es liegt allein an Ihnen, einen optimalen Plan für

Ihr Ziel zu erstellen und auf dessen Durchführung zu achten.

2. Planen Sie Pufferzeiten ein. Sie sollten immer
noch etwas zusätzliche Zeit zur Verfügung
haben, da manchmal etwas Unvorhergesehenes dazwischenkommen kann. So können Sie
vermeiden, dass Sie Ihren Tagesplan und Ihre
Ziele aus den Augen verlieren.

3. Planung braucht Dynamik. Bemerken Sie,
dass Sie sich in Bezug auf die Zeit, die Sie
für eine Aufgabe benötigen, verschätzt haben,
dann heißt es, die Schwachstellen der Planung
zu finden und zu korrigieren.

4. Nutzen Sie das Eat-that-Frog-Prinzip von
Brian Tracy.[6] Dieses besagt, dass man unangenehme Aufgaben immer zuerst erledigen soll.
Zum einen werden sie dann nicht den ganzen Tag aufgeschoben, zum anderen kann der
Tag dann nur noch besser werden, denn eine
große Hürde haben Sie dann schon geschafft.

5. Bleiben Sie dran. Je nachdem, wie Sie bisher gelebt haben, kann sich das Erstellen
von Tagesplänen zunächst anfühlen, als wäre
jede freie Minute verplant. Es empfiehlt sich
daher, auch Zeit für sich selbst einzuplanen,
die Sie allein und ohne Ablenkung verbringen. In Abschnitt 2.5 „Regeneration" wird
diese Zeit als „Me-Time" bezeichnet. Wie jede
Umstellung kann es auch in diesem Fall einige
Wochen dauern, bis die Methode vom lästi-
gen Übel zur geschätzten Gewohnheit wird.
Sie sollten aber nicht aufgeben. Wenn Sie das

DANIELA GALITZDÖRFER

Planen erst lieben gelernt haben, werden Sie erleben, dass Sie damit deutlich effektiver darin sind, Ihre Ziele erreichen, einen besseren Überblick über Ihr Leben bekommen und mehr Freizeit und Freiheit hinzugewinnen.

ÜBUNG: Erstellung eines Tagesplans

1. Nehmen Sie ein leeres Blatt zur Hand und tragen Sie zunächst die Stunden des Tages auf einem Zeitstrahl ein.

2. Nehmen Sie ein zweites Blatt und schreiben Sie darauf all Ihre Aufgaben für den kommenden Tag nieder.

3. Haben Sie die Aufgaben notiert, dann vermerken Sie dahinter, wie viel Zeit Sie für deren Ausführung einplanen.

4. Sind vom Vortag noch Aufgaben liegen geblieben, so notieren Sie diese ebenfalls auf dem zweiten Blatt.

5. Nehmen Sie nun das Blatt mit dem Zeitstrahl zur Hand. Tragen Sie als Erstes alle Verpflichtungen ein, denen Sie nachkommen müssen und die Sie nicht frei planen können, wie Ihre Arbeitszeit, Zeit für die Essenszubereitung oder Ähnliches.

6. Sortieren Sie nun die restlichen Aufgaben und tragen Sie diese ergänzend auf den Zeitstrahl ein. Planen Sie großzügig, damit Sie nicht in Zeitnot geraten.

Es empfiehlt sich tagsüber zu kontrollieren, ob Sie sich noch im Zeitplan befinden. So vermeiden Sie es, Aufgaben zu vergessen oder sich zu verzetteln.

2.4

DISZIPLIN UND DURCHHALTEVERMÖGEN

Schlank denken heißt, diszipliniert zu leben. Schlanke Menschen sind Meister der Selbstdisziplin. Sie wissen, dass es nötig ist durchzuhalten, um ein Ziel zu erreichen.

Disziplin wird laut Duden[7] definiert als „das Beherrschen des eigenen Willens, der eigenen Gefühle und Neigungen, um etwas zu erreichen". Betrachten wir diese Aussage genauer, werden hier die Grundpfeiler eines schlanken Lebensstils beschrieben. Das Beherrschen des eigenen Willens kann mit schlankem Denken gleichgesetzt werden. Das Beherrschen der eigenen Neigungen entspricht dem schlanken Handeln. Und das Beherrschen der eigenen Gefühle erinnert an das schlanke Fühlen. Das alles geschieht, um etwas zu erreichen – in unserem Fall einen schlanken Lebensstil.

Der zweite entscheidende Faktor, der einen schlanken Lebensstil ermöglicht, ist, neben der Disziplin, das Durchhaltevermögen. Man braucht also für dieses Ziel einen langen Atem.

Wäre es so einfach und innerhalb kürzester Zeit möglich, abzunehmen, wäre nicht über die Hälfte aller Erwachsenen in Deutschland aktuell übergewichtig[8]. Die meisten haben bereits einige Diätversuche hinter sich. Entweder sind sie daran gescheitert, dass sie nicht die nötige

125

Disziplin aufbringen konnten, sich wirklich an einen Ernährungs- und Bewegungsplan zu halten, oder daran, dass sie kein ausreichendes Durchhaltevermögen hatten. Häufig verlieren wir die Motivation, wenn sich der erhoffte Erfolg nicht schnell genug einstellt. So kann es sein, dass wir unsere Diät abbrechen, wenn wir nach einer Woche noch kein Gramm verloren haben. Umso dringender ist es, dass schlankes Denken in unseren Köpfen Einzug erhält und ein schlanker Lebensstil zum allgemeinen Standard wird.

Disziplin in Bezug auf einen schlanken Lebensstil bedeutet nicht, ständig verzichten zu müssen, sondern das rechte Maß zu kennen. Dies ist heute oft nicht mehr der Fall. Denn in unserer Gesellschaft haben sich hinsichtlich der Wahrnehmung von Normalität die Standards verschoben.

Unser heutiges Überangebot an Nahrungsvielfalt und verarbeiteter Nahrung sowie die ständige Verfügbarkeit sämtlicher Nahrungsmittel führt zu gesundheitsschädigendem Essverhalten, das unter anderem Übergewicht nach sich zieht. Die Portionsgrößen, die in der Werbung vermittelt und in Restaurants angeboten werden, symbolisieren einen ständigen Überfluss. Leider erliegen wir dem Irrglauben, dass solche Portionsgrößen „normal" sind. Doch blickt man hinter die Kulissen und rechnet den tatsächlichen Kalorienbedarf eines durchschnittlichen Menschen mit Bürojob aus, wäre die Hälfte der Portionen mehr als ausreichend.

WAS HABEN IHNEN IHRE ELTERN IN BEZUG AUF DISZIPLIN VORGELEBT?

Auch im Hinblick auf unsere Disziplin wurden wir durch unser Elternhaus geprägt. Wir haben die Formen von Disziplin oder Disziplinlosigkeit übernommen, wie wir sie vorgelebt bekamen. So konnten Sie vielleicht beobachten, wie diszipliniert sich Ihre Eltern beim Konsum von Getränken, Nahrungsmitteln oder Volksdrogen verhalten haben. Disziplin kann aber auch in Bezug auf die Kontrolle der eigenen Emotionen, des eigenen Denkens sowie die Kommunikation mit dem eigenen Umfeld bestehen. Das Themengebiet der Disziplin ist somit sehr weitreichend. Es lohnt sich, sich etwas Zeit zu nehmen, um sich damit auseinanderzusetzen, wie in Ihrer Familie über Disziplin gedacht und gesprochen wurde und was Sie von davon übernommen haben.

Schlank sein ist eine Lebenseinstellung. Und diese wird sich massiv von dem unterscheiden, was Ihnen täglich in der Außenwelt begegnet. Dennoch ist die Entscheidung für einen schlanken Lebensstil eine Herausforderung. Sie werden Disziplin und Durchhaltevermögen brauchen, um einen solchen Lebensstil für sich zu etablieren und konsequent einzuhalten. Doch wird dies mit der Zeit und durch die merklichen Verbesserungen im Bereich Gesundheit und Figur immer selbstverständlicher werden. Auch Ihr Umfeld wird sich an Ihren neuen Lebensstil gewöhnen. Der Schlüs-

sel zum Erfolg sind die täglichen Gewohnheiten und Verhaltensweisen. Wenn Sie erst
einen Tag Diät gehalten oder eine Sporteinheit durchgeführt haben, werden Sie noch
keine durchschlagenden Erfolge verzeichnen
können. Was zählt, ist die Summe der kleinen
Schritte. Diese sind gerade deshalb so wertvoll, weil sie wesentlich realistischer sind als
die „großen Sprünge". So ist es zum Beispiel
deutlich wahrscheinlicher, dass Sie eine tägliche
Sporteinheit von 30 Minuten auf Dauer durchhalten und zur Gewohnheit werden lassen als
eine von dreieinhalb Stunden.

ENTSCHEIDEN SIE SICH DAFÜR, DURCHZUHALTEN

Selbstdisziplin ist eine der härtesten Herausforderungen, da Sie mit sich selbst in den Ring
steigen müssen. Sie werden Ihren Schatten-
seiten und Ihren Schwächen gegenüberstehen.
Sie werden solange wieder und wieder an sich
selbst scheitern, bis Sie es schaffen, stärker zu
werden als der Teil in Ihnen, der Ihre Träume
sabotieren und den einfachen Weg des Kom-
forts gehen will. Ihre Aufgabe ist es, diesen Teil
zu bezwingen. Überlassen Sie ihm nicht länger
die Verantwortung für Ihr Glück. Üben Sie,
Selbstdisziplin zu entwickeln und Ihre schlechten Angewohnheiten durch Gute zu ersetzen.
Gewinnen Sie die Führung in Ihrem Leben
zurück. Und vor allem, lassen Sie sich nicht
entmutigen. Ganz egal, wie lange es dauern
wird, bis Sie sich als Meister der Selbstdisziplin
bezeichnen können, sie können und werden es

schaffen, wenn Sie sich mit ganzem Herzen für das Durchhalten entscheiden.

Machen Sie sich bewusst, dass es Ihre Entscheidungen sein werden, die Sie ans Ziel bringen. Wann immer Sie künftig vor einer Entscheidung stehen, die mit einem schlanken Lebensstil zu tun hat, denken Sie daran: Sie entscheiden sich in diesem Moment nicht für oder gegen eine Handlung, einen Gedanken oder ein Gefühl, Sie entscheiden sich für oder gegen Ihren Traum. Keiner hat gesagt, dass es leicht sein wird, Ihre Ziele zu erreichen. Aber wenn Sie am Ziel sind und einen schlanken Lebensstil verinnerlicht haben, werden Sie wissen, dass Sie diesen nie wieder missen wollen.

Im Folgenden ein paar Beispiele, was es für die Teilnehmer aus meinen Seminaren bedeutete, Selbstdisziplin in Bezug auf einen schlanken Lebensstil zu entwickeln.

Selbstdisziplin heißt ...

„... aufzustehen, wenn der Wecker klingelt, und die Sportkleidung anzuziehen, anstatt wie bisher eine halbe Stunde den Schlummerknopf am Wecker zu drücken" (Michaela L., 37).

„... auf Snacks vor dem Fernseher zu verzichten oder sie durch gesunde Alternativen zu ersetzen" (Petra D., 45).

„... beim Essengehen mit Freunden künftig diättaugliche Gerichte zu wählen, statt sich den Bauch vollzuschlagen" (Hilde D., 57).

„… den Alkohol- und Süßigkeitskonsum für die nächste Zeit einzustellen" (Robert B., 28).

„… stärker und konsequenter zu werden und an meinem Ziel dranzubleiben" (Frauke M., 39).

„… mich gegen meine Familie auch mal durchzusetzen und deren Essensgewohnheiten nicht mehr zu teilen" (Helmut P., 45).

„… mich mit mir selbst auseinanderzusetzen" (Magda S., 52).

„… mich meinen Gefühlen zu stellen und sie nicht mehr mit Essen zu betäuben" (Simone W., 24).

Disziplin für schlankes Denken an den Tag zu legen erfordert Durchhaltevermögen. Es gibt immer wieder Momente, in denen einen schlanken Lebensstil zu leben Mehraufwand bedeutet. Das kann heißen, gesunde Lebensmittel einzukaufen und zuzubereiten oder am Wochenende das Essen für die Woche vorzukochen, weil es der stressreiche Alltag ansonsten nicht zulässt. Es kann aber auch bedeuten, auf manches zu verzichten, sei es im Restaurant auf bestimmte Gerichte, auf Alkohol bei Partys oder auf langes Aufbleiben, weil die Sporteinheit nur am nächsten Morgen vor der Arbeit stattfinden kann. All dies sind Beispiele dafür, bereit zu sein, Zeit und Geduld aufzubringen.

SEHEN SIE IN DER SELBSTDISZIPLIN EIN GESCHENK

Doch es ist immer eine Frage des Blickwinkels, ob Sie in dieser Herausforderung, Selbstdisziplin zu üben, die Bürde oder das Geschenk sehen. Die Bürde zu sehen würde bedeuten, unter dem Verzicht zu leiden und sich darüber zu beklagen. Ich empfehle Ihnen, das Geschenk zu sehen. Doch was ist das Geschenk der Selbstkontrolle? Es besteht darin, zu lernen, die Phasen des Verzichts als Chance für inneres Wachstum und die Entwicklung Ihrer Persönlichkeit anzunehmen. Entwicklung ist in den meisten Bereichen mit Wachstumsschmerzen verbunden. Für mich bedeuten sie etwas Schönes, da sie mich weiterbringen. Eine solche Einstellung zu entwickeln und beizubehalten ist nicht immer leicht. Steckt man mitten in diesen Wachstumsschmerzen, wünscht man sich nur, dass es schnell vorbei ist. Doch hat man es geschafft, die Herausforderung bewältigt und ist an ihr gewachsen, ist das ein wundervolles Gefühl.

Im Sport gilt die gleiche Regel. Wer im Training immer innerhalb seiner Komfortzone bleibt und nicht bis an die Grenzen seiner Leistungsfähigkeit geht, setzt keine neuen Trainingsreize, die zu einer Verbesserung der Fitness beitragen. Auch hier findet Entwicklung und Muskelwachstum nur statt, wenn wir über unsere Grenzen hinausgehen und immer neue Wachstumsreize setzen.

ÜBUNG: Selbstdisziplin

1. Entscheiden Sie, an welcher Herausforderung im Bereich Selbstdisziplin Sie zuerst arbeiten möchten (z. B. keine ungeplanten Snacks zwischen den Mahlzeiten einzunehmen).

2. Planen Sie, wie Ihr Zielverhalten genau aussehen soll (z. B. nur vier geplante Mahlzeiten am Tag essen).

3. Überlegen Sie, welche Hindernisse, Gedanken oder Gefühle sich Ihnen bei der Umsetzung in den Weg stellen können (z. B. bei Langeweile an den Kühlschrank gehen).

4. Überlegen Sie, wie Sie konkret vorgehen werden, um diese Hindernisse zu überwinden (z. B. statt an den Kühlschrank zu gehen, bei Langeweile künftig einen Spaziergang machen oder ein Glas Wasser trinken).

5. Üben Sie diszipliniert und konsequent ein, diese neue Gewohnheit in Ihren Alltag zu integrieren. Nach sechs Wochen ist eine neue Gewohnheit entwickelt und gefestigt. Dann können Sie sich daran machen, eine weitere Gewohnheit zu etablieren.

2.5

REGENERATION

Schlanke Menschen geben ihrem Körper Zeit zur Regeneration. Sie integrieren aktive und passive Regeneration in ihren Alltag.

Regenerationszeiten sind im Sport ein wichtiger Bestandteil des Trainings. So heißt es im professionellen Fitnessbereich: „Das eigentliche Training findet bei der Regeneration statt." Der Körper braucht die Regenerationszeit, um eine Anpassung und Verbesserung in Bezug auf die im Training gezielt belasteten Körperteile vorzunehmen. Man kann es sich so vorstellen, als würde der Organismus selbstständig Reparaturen und Aufrüstungen vornehmen, um für eine weitere Belastung stärker zu werden. Das kann sich auf Muskeln, aber ebenso auf Bänder, Sehnen, das Nervensystem oder Organe beziehen.

Dies ist das Prinzip der Superkompensation. Das bedeutet kurz gesagt, dass der Körper nach dem Training die Bereitschaft wiederherstellt, die gleiche Leistung zu erbringen, und darüber hinaus die Leistungsfähigkeit über das ursprüngliche Niveau hinaus steigert und beibehält. Durch die Regeneration wird er also leistungsfähiger und stärker als zuvor. Wichtig ist somit, dass ein Trainingsplan optimal aufeinander abgestimmte Belastungs- und Erholungsphasen beinhaltet.

SEIEN SIE SICH IHRES BEDÜRFNISSES DER PHYSISCHEN REGENERATION BEWUSST

In diesem Zusammenhang möchte ich auf die Gefahren hinweisen, wenn die Regenerationszeiten unterschätzt werden.

Übertraining kann auftreten, weil Sportler und gerade Anfänger oft übermotiviert sind und sich im Training überfordern. Ein weiterer Grund kann sein, dass beim Sportler noch keine entsprechende Körperwahrnehmung vorhanden ist, um zu erkennen, wann es nötig ist, eine Pause einzulegen.

Anzeichen eines Übertrainings können Abgeschlagenheit, Gereiztheit, Müdigkeit, Nervosität, Aggressivität, Erschöpfung, Schlafprobleme, Muskelkater und viele mehr sein. Beim Auftreten solcher Symptome sollte zunächst sofort mit dem Sport pausiert werden. Nach einer entsprechenden Erholungszeit von mindestens einigen Tagen kann langsam wieder mit dem Training begonnen werden.[9]

Außerdem ist es wegen der Verletzungsgefahr wichtig, stets gut regeneriert zu trainieren. War die Regeneration nicht optimal, steigt durch mangelnde Konzentration oder fehlerhafte Übungsausführung das Verletzungsrisiko.

AUCH DIE PSYCHE MUSS REGENERIEREN

Neben der körperlichen gibt es auch noch die psychische Regeneration. Übertragen auf einen schlanken Lebensstil bedeutet dies, dass wir bewusst Zeiten zur Entspannung und Erholung einplanen müssen, wenn wir dauerhaft gesund und leistungsfähig bleiben wollen. Nicht nur unser Körper braucht diese Erholungszeiten, sondern auch unsere Psyche. Zudem ist es nötig, sich für die Verarbeitung unserer inneren psychischen Prozesse Zeit zu nehmen. Gerade im Bereich schlanken Denkens und Fühlens gibt es einiges an Persönlichkeitsentwicklung zu leisten. Dafür brauchen wir Kraft und Zeit, in der wir einfach einmal die Seele baumeln lassen und mental entspannen können.

Je nach Typ haben wir in Bezug auf Regeneration unterschiedliche Bedürfnisse. Die einen erholen sich am liebsten allein und in Ruhe, die anderen brauchen soziale Kontakte, um sich so richtig wohlzufühlen. Suchen Sie sich unter den im Weiteren erläuterten Regenerationsformen die passende für sich aus.

REGENERATIONSFORMEN FÜR KÖRPER UND PSYCHE

Me-Time

Introvertiertere Personen tanken Kraft, wenn sie alleine sind. Sie brauchen mehr Zeit für sich als Extravertierte, um sich von den Einflüssen der Außenwelt erholen zu können. Me-Time ist Zeit, die Sie nur mit sich verbringen und auch nur für sich nutzen. Das bedeutet, Sie sollten diese Zeit nur dafür zu verwenden, sich selbst etwas Gutes zu tun. Das kann ein Beauty-Programm sein, Lesen, Meditation, Musizieren oder Malen – alles, was Ihre Seele regeneriert.

Zeit ohne Ablenkung

Verbringen Sie die Regenerationszeit bewusst entschleunigt. Legen Sie Ihr Handy beiseite, vermeiden Sie Input von außen, sei es durch Fernsehen, Social Media oder andere Kanäle. Üben Sie, Zeit mit sich selbst zu verbringen und sich auf ihr Inneres zu konzentrieren. Wir sind es gewohnt, im Alltag ständig mit unserer Aufmerksamkeit bei anderen Menschen oder Dingen zu sein. Leider kommen unser Körper und unser Innenleben dabei zu kurz und verkümmern. Ihr Körper kommuniziert permanent mit Ihnen. Doch damit Sie das hören können, ist es notwendig, dass Sie zur Ruhe kommen und sich Zeit nehmen, hinzuhören.

Zeit für Spaß
Regeneration bedeutet auch, sich mit etwas zu beschäftigen, das Ihnen Spaß macht. Was genau das ist, erkennen Sie daran, dass Ihr Herz dabei hüpft und Sie innerlich erfüllt und glücklich sind. Die Beschäftigung, für die Sie sich entscheiden, soll eine sein, die Ihnen bereits als Kind Freude bereitet hat oder die Sie schon immer ausprobieren wollten. So können Sie den Kontakt zum eigenen Gefühl der Lebensfreude stärken und wieder mehr Achtsamkeit in Ihren Alltag einkehren lassen. Mehr über diesen Zustand der Lebensfreude können Sie in Abschnitt 1.6 „Lebensfreude" nachlesen.

SUCHEN SIE SICH WEGBEGLEITER MIT DEM GLEICHEN ZIEL

Eine zusätzliche Hilfestellung zur Regeneration, die besonders extravertierte Persönlichkeiten ansprechen wird, kann die Unterstützung durch einen Gleichgesinnten oder eine Gruppe von Gleichgesinnten sein. Dabei kann es sich um einen guten Freund handeln, der auch das Ziel des Abnehmens verfolgt, oder einen Verein. Unterstützung und ermutigende Worte zu erleben, kann über manches Tief hinweghelfen und entscheidend zur psychischen Regeneration beitragen.

Wenn Sie der Typ sind, der diese Art der Regeneration schätzt, achten Sie bei der Wahl Ihres Unterstützers auf Folgendes: Sie sollten zu ihm absolutes Vertrauen haben können. Er muss Ihnen gegenüber positiv gestimmt und zu 100 Prozent loyal sein. Er sollte den Mut haben, Ihnen zu widersprechen und keine Ausreden gelten zu lassen.

Zudem sollte er Sie bestärken und ermutigen. Er ist jemand, der an Sie und Ihren Erfolg glaubt, wenn Sie es selbst nicht mehr tun. Er ist ein zusätzlicher, externer Zeit- und Aufgabenwächter in Bezug auf das Erreichen Ihrer Ziele. Ihm gegenüber legen Sie in fest definierten Abständen Rechenschaft ab.

Wählen Sie Ihren Unterstützer mit Bedacht. Wenn sich in Ihrem Umfeld niemand dazu eignet, suchen Sie sich einen Coach, der diese Rolle übernimmt.

SO OPTIMIEREN SIE IHRE REGENERATION

Es gibt einige Möglichkeiten, unsere Regeneration selbst zu optimieren. Wichtige Faktoren dabei sind zunächst Trinken, Essen und Schlafen.

Nach dem Training ist es wichtig, den Wasserhaushalt wieder aufzufüllen, damit der Körper das im Training verlorene Wasser wieder zugeführt bekommt. Ebenso wichtig ist es zu essen, damit das Kaloriendefizit, das durch das Training entstanden ist, wieder ausgeglichen wird. Hier ist natürlich eine gesunde und ausgewogene Ernährung gemeint, und im Falle einer Diät ist weiterhin auf das notwendige

Kaloriendefizit zu achten. Eine ausgewogene Ernährung beinhaltet das für die Regeneration optimale Verhältnis von Kohlenhydraten, Eiweiß und Fetten. Zudem hat und liefert sie wertvolle Mikronährstoffe. In diesem Zusammenhang ist es auch wichtig, die Vitamin- und Mineralstoffspeicher wieder aufzufüllen. Das kann man zum Beispiel durch bestimmte Getränke, Shakes, Brausetabletten, Nahrungsergänzungsmittel oder Ähnliches erreichen.

Ein weiterer essenzieller Punkt ist ausreichend Schlaf, damit der Körper genug Zeit hat, alle körpereigenen Funktionen auszuführen, die während des Schlafs ablaufen. Hier gilt es nicht nur, auf eine ausreichende Schlafdauer zu achten. Empfehlenswert ist ein Mittelwert zwischen 7 bis 8 Stunden pro Nacht. Doch ebenso spielt auch die Schlafqualität eine Rolle. Nur ungestörter Schlaf ist erholsamer Schlaf. Dazu gehört es, Störfaktoren wie Licht und Geräuschquellen zu minimieren und auf eine gute Schlafhygiene zu achten. Das bedeutet, nicht zu kurz vor dem Schlafen zu essen. Es sollten zwei Stunden zwischen der letzten Mahlzeit und dem Einschlafen liegen, damit der Körper nicht mehr mit der Verdauung beschäftigt ist. Etwa eine halbe Stunde vor dem Einschlafen sollte kein Fernsehen mehr geschaut werden. Auch mit anderen Geräten wie Handy und Computer sollte man sich nun wegen des blauen Lichts nicht mehr beschäftigen. Besser ist es, ein Buch zu lesen, zu meditieren oder ein mentales Dankbarkeitsritual auszuführen.

PLANEN SIE REGENERATION
BEWUSST IN IHREM ALLTAG EIN

Während des Tages sollten Ruhepausen eingebaut werden. So können Sie eine halbe Stunde Mittagsschlaf machen oder regelmäßige Pausen einplanen, in denen Sie für 5 Minuten an die frische Luft gehen. Wählen Sie das, was sich für Sie gut anfühlt. Eine weitere Alternative ist ein Spaziergang oder ein Wannenbad nach Feierabend. Alles, was Körper und Geist hilft, für einen Moment zu entspannen, dient der Regeneration.

Auch Massagen oder Saunieren sind gute Regenerationsmöglichkeiten. Ich selbst habe zudem sehr gute Erfahrungen mit mentalen Techniken zur Regeneration, wie Meditationen oder Traumreisen, gemacht. Einige davon werden Sie im Verlauf des Buches kennenlernen. Dazu zählt zum Beispiel die Übung zu Abschnitt 3.3 „Wunsche und Träume". Der Einfluss mentaler Entspannungstechniken auf die körperliche Erholung ist inzwischen wissenschaftlich erwiesen[10] und wird im Leistungssport häufig eingesetzt.

Zum Abschluss möchte ich noch darauf hinweisen, dass sämtliche ungesunde, aber doch immer wieder gern gewählte Verhaltensweisen zur Entspannung wie Rauchen, (übermäßiger) Alkoholgenuss oder sonstige Drogen schädlich für die Regeneration sind. Zudem sind solche Verhaltensweisen natürlich für einen schlanken Lebensstil generell nicht zu empfehlen. Ein Beispiel aus meiner Beratungspraxis:

Charlotte M. ist Mutter zweier Teenager und in Teilzeit berufstätig. Sie kam in die Beratung, um ihr Gewicht zu reduzieren und ihre häufigen Gewichtsschwankungen in Griff zu bekommen. Auf die Frage nach Regenerationsmöglichkeiten in ihrem Alltag blickte sie mich verständnislos an. „In meinem Leben habe ich keine Zeit für so was", antwortete sie schließlich.

Dennoch nahm sich ihr Körper kleine Auszeiten zum Auftanken, stellte sich im weiteren Beratungsverlauf heraus – und zwar tagsüber in Form von Süßigkeiten und Snacks und abends auf der Couch in Gestalt von Käse und Rotwein. „Um noch mal runterzukommen", erklärte Charlotte. Dies war auch der Grund für ihre Gewichtsschwankungen.

Hier waren gesunde Regenerationsalternativen vonnöten. Wir erarbeiteten zum Thema Regeneration eine Jahres-, Monats-, Wochen- und Tagesplanung. Urlaubszeiten, in denen sie eine Auszeit von Arbeitsalltag, Verpflichtungen und allem nehmen konnte, was sie belastete, wurden in Rücksprache mit ihrer Familie eingeplant.

Wir fanden heraus, was Charlotte benötigte, um Urlaubstage so zu gestalten, dass diese hauptsächlich ihrer Erholung dienten. Auch in Bezug auf ihre sportliche Betätigung war Regeneration notwendig. Dies bedeutete zunächst, ihren Trainingsplan zu strukturieren und trainingsfreie Phasen nach längeren Trainingszyklen einzuplanen. Hinsichtlich ihrer Ernährung entschieden wir, nach ihrer bisherigen Diätphase einige Zeit mit der Diät auszusetzen und die Kalorienzufuhr auf der Höhe des Gesamtkalorienverbrauchs zu halten. So hatten ihr Körper und ihre Psyche zunächst Zeit zu regenerieren, bevor wir gezielt die nächste Diätphase einläuteten.

In die Monatsplanung wurde zur Entspannung ein Wochenende einbezogen, das sie allein mit ihrem Mann verbringen wollte. Die Kinder sollten von der Tante betreut werden. Im Hinblick auf das Training führten wir einmal pro Woche einen Sauna- oder Massagebesuch ein. Bezogen auf die Diätpause war es ein geplanter Restaurantbesuch mit einer kalkulierten Kalorienmenge, um den Gesamtumsatz des Tages nicht zu überschreiten.

Charlotte schaffte es zudem, aktive Regeneration wie Spazierengehen oder ausgiebiges Dehnen als Alternative zum Essen von Süßigkeiten zu etablieren.

Schon nach kurzer Zeit bemerkte sie, wie sie wesentlich entspannter und kraftvoller wurde. Ihr Körper und ihr Geist konnten sich erholen. In der darauffolgenden Diät purzelten die Kilos mit Leichtigkeit. Sie schaffte es, ihr Zielgewicht zu erreichen, und hält es immer noch.

ÜBUNG: Aufmerksamkeitsfokussierung

Entfernen Sie alle ablenkenden Gegenstände im Raum und stellen Sie sicher, dass Sie nicht gestört werden.

Setzen Sie sich an einen gemütlichen Ort und beginnen Sie, Ihrer inneren Stimme zu lauschen.

Auch wenn es Ihnen anfangs schwerfallen kann, versuchen Sie, sich darauf einzulassen und konzentrieren Sie sich ganz auf sich selbst.

Fühlen Sie, wie Sie Ihren Körper und Ihre Gedanken wahrnehmen. Bleiben Sie bei sich und Ihrem Empfinden. Versuchen Sie, in Ihrem Geist zur Ruhe zu kommen und sich nicht von Gedanken über noch zu Erledigendes ablenken zu lassen. Schenken Sie sich selbst Ihre ganze Aufmerksamkeit.

Führen Sie diese Übung in den kommenden fünf Tagen einmal täglich durch. Sie werden erleben, wie Sie es durch diese Übung immer mehr schaffen, innerlich zur Ruhe zu kommen und Stress abzubauen.

3

MOTIVATION GEWINNEN
UND AUFRECHTERHALTEN

In diesem Kapitel setzen wir uns mit der Frage auseinander, wie wir Motivation gewinnen und diese auch aufrechterhalten können.

Der erste Abschnitt beschäftigt sich mit der Thematik der Zielsetzung. Sie erlernen eine Technik, mit deren Hilfe Sie Ihr Ziel genau definieren können und es mit größter Wahrscheinlichkeit erreichen.

Im zweiten Abschnitt erfahren Sie, was wir von Vorbildern in den verschiedenen Bereichen eines schlanken Lebensstils lernen können.

Im dritten Abschnitt geht es um Ihre Träume und Wünsche. Wir haben verlernt, effektiv zu träumen und zu wünschen, und es gilt, diese Fähigkeit wiederzuerlangen.

Im vierten Abschnitt stellen wir uns die Frage nach unseren Beweggründen. Ihre Beweggründe zu kennen, wird Sie davor bewahren, Ihr Ziel aus den Augen zu verlieren, und Ihnen helfen, die notwendigen Entscheidungen zu treffen.

3.1

ZIELE

Schlank denken heißt, Ihr Ziel zu kennen und stets unermüdlich daran zu arbeiten, es zu erreichen. Und was soll Sie dabei aufhalten, wenn Sie diese Entscheidung getroffen haben? Grenzen sind dafür da, um überwunden zu werden.

Stellen Sie sich vor, Sie befinden sich auf einer Wanderung. Diese Wanderung dauert bereits mehrere Tage, und Sie wissen auch, dass Sie noch einige Tage unterwegs sein werden. Abends kehren Sie in Gästehäusern ein und am kommenden Morgen machen Sie sich wieder auf den Weg. Jeden Tag laufen Sie den ganzen Tag vor sich hin und plötzlich kommt Ihnen der Gedanke, ob Sie sich eigentlich noch auf dem richtigen Weg befinden. Sie versuchen, sich zu erinnern, ob dieser Weg, auf dem Sie gerade unterwegs sind, zu Ihrer Tour gehört. Doch Sie haben keine Erinnerung daran, wie Ihre Route eigentlich aussieht. Sie beginnen, immer verunsicherter zu werden, und entscheiden sich schließlich, sich auf einem Aussichtspunkt niederzulassen, um in Ruhe über alles nachzudenken. Nach ein paar Stunden setzt sich ein älterer Wanderer neben Sie und fragt Sie, warum Sie so betrübt aussehen.

Sie klagen ihm Ihr Leid und erzählen ihm, dass Sie überhaupt keine Ahnung haben, ob Sie sich noch auf der richtigen Route befinden und wie Sie diese Situation nun meistern können. Der ältere Wanderer richtet sich auf, nimmt einen tiefen Atemzug, und sein Blick fixiert die Bergspitze, die am Horizont zu sehen ist. Er greift zu seinem Wanderstab und zeigt auf die einzelnen Plaketten, die den Stab entlang das Holz zieren. Liebevoll fährt er mit dem Daumen über jede einzelne der Plaketten und erzählt: „Das sind meine Stocknägel, jeder von ihnen erinnert mich an einen Weg, den ich gewandert bin. Als kleiner Junge bin ich in einem einsamen Bergdorf aufgewachsen. Jeden Morgen habe ich beim Ziegenhüten die Sonne hinter dem Berggipfel aufgehen sehen und davon geträumt, was hinter der Bergspitze für eine Welt auf mich warten würde. Ich habe davon geträumt, fremde Kulturen zu sehen, unbekannte Nahrung zu kosten, fremde Sprachen zu hören und Landschaften zu sehen, wie ich sie nur von den Erzählungen der Wanderer kannte, die uns hin und wieder in unserem Dorf besuchten. Die Wanderer waren weltmännisch, lebensfroh und berichteten von einer so ungeheuer aufregenden Welt. Ich wollte immer sein wie sie und das erleben, wovon sie erzählten." Er hält inne und lächelt. „Und als ich schließlich alt genug war," fährt er fort, „packte ich meine sieben Sachen und machte mich auf den Weg. Ich wollte die Welt hinter der Bergspitze endlich mit eigenen Augen sehen und das Wandererleben am eigenen Leib erfahren." Er bricht ab und lacht: „Ich törichter Junge", sagt er und schüttelt dabei den Kopf, „mir war nicht bewusst, was mich auf diesem Weg erwarten würde. Tagelang lief ich im strömenden Regen, meine Füße waren wund, ich hatte nichts zu Essen und musste im Freien schlafen. Der Weg war so beschwerlich. Davon hatten sie nicht erzählt, die Wanderer. Doch ich ließ mich nicht abbringen. Ich lief so lange weiter, bis ich auf der Spitze des Berges stand, den ich die ganzen Jahre nur aus der Ferne betrachtet hatte." Er blickt Sie eindringlich an, bevor er mit Stolz erfüllter Stimme fortfährt: „Und dieses Gefühl spüre ich noch heute jede Sekunde meines Lebens in mir. Ich trage es in meinem Herzen. Es hat mich zu dem Mann gemacht, der ich heute bin." Nach einer kurzen Pause erklärt er: „Seit diesem Tag war ich ein Wandersmann. Hinter jedem Gipfel, wartete ein weiterer Gipfel, eine weitere Welt und ein weiteres Abenteuer. Erreichte ich das eine Ziel, ergab sich daraus ein neues. Und so ist es bis heute. Ich werde in meinem Herzen nie aufhören können, ein Wanderer zu sein, trotz meiner alten Füße." Mit strahlenden Augen kommt er zu dem Schluss: „Das ist es, was Ihnen fehlt. Ein Ziel am Horizont. Dann wissen Sie immer, ob Sie auf dem richtigen Weg sind."

DAS ZIEL ZU KENNEN HILFT IHNEN, AUF DEM RICHTIGEN WEG ZU BLEIBEN

Um uns nicht zu verirren und überprüfen zu können, ob wir uns noch auf dem richtigen Weg befinden, brauchen wir ein Ziel. Wenn es schwierig wird, durchzuhalten, hilft uns unser Ziel, nicht aufzugeben. Ein Ziel vor Augen zu

146

haben sorgt dafür, dass wir motiviert bleiben. Haben wir ein Ziel, trägt uns der Wille, das Ziel zu erreichen, ein Stück des Weges.

Stecken wir gerade mitten in einer herausfordernden Wegetappe, neigen wir dazu, nur die Schwierigkeiten zu sehen. Es ist mühsam, beschwerlich und scheint keinen Grund zu geben, uns weiterhin so abzumühen. Warum sollten wir nach wochenlanger Diät noch immer auf ein leckeres Stück Torte verzichten? Erst, wenn wir ein Ziel verfolgen, bekommt diese Entscheidung einen weitreichenden Sinn. Denn Ziele üben eine Anziehung auf uns aus.

Ziele helfen uns dabei, Hindernisse zu überwinden, mental stark zu bleiben und auf der Zielgerade noch einmal alles zu geben. Deshalb ist es sinnvoll wie bei einer Bergtour die Route sorgfältig zu planen. Je mehr wir über die Anforderungen, die der Weg an uns stellt, wissen, umso besser können wir uns vorbereiten. Wir haben die Chance, uns für das, was auf uns zukommt, zu wappnen. Wir können unsere Kräfte für anstrengende Etappen rechtzeitig mobilisieren und uns unsere Ressourcen gut einteilen. Mit den in diesem Buch vorgestellten Mentaltechniken können Sie sich im Vorfeld auf die Herausforderungen vorbereiten und diese mit Leichtigkeit bewältigen.

BETRACHTEN SIE IHR ZIEL INNERLICH WIE EIN FOTO

Ziele sind nicht nur richtungsweisend, sie liefern uns auch Informationen über den Weg, den wir zu gehen haben. Zudem können wir aus unseren Zielen einzelne Schritte ableiten, die uns dabei helfen, den richtigen Weg zu gehen. Lernen Sie die Informationen Ihres Ziels zu lesen und für sich zu nutzen. Eine Möglichkeit, solche Informationen zu erhalten, ist die Technik, Ihr Ziel innerlich wie ein Foto zu betrachten.

Annegret M. kam mit dem Ziel, Gewicht zu verlieren, in meine Beratung. Mit großem Erfolg wendete ich die Technik des Zielfotos bei ihr an.

Zunächst stellte sich Annegret ihr Zielbild vor ihrem inneren Auge vor. Sie sah sich selbst auf dem Foto: schlank, attraktiv und schick gekleidet – eine gepflegte Erscheinung. Sie nahm sich inmitten einer Gruppe von Freunden wahr. Alle waren miteinander in eine angeregte Unterhaltung vertieft.

Der nächste Schritt bestand darin, dass Annegret versuchen sollte, die kleinen Details auf Ihrem Zielbild zu erforschen und diese Informationen zu nutzen. Sie entdeckte, dass ihr Zielbild nicht nur die Information lieferte, dass sie sich wünschte, schlanker zu sein, sondern ebenfalls Hinweise dafür, was sie mit dem Schlanksein verband. Dies wurde noch deutlicher, als wir einige Faktoren im Zielbild austauschten. Wir änderten das innere Zielbild folgendermaßen ab:

Annegret war in ihrer neuen Vorstellung ebenso schlank, wie auf dem vorherigen Zielfoto. Sie befand sich auch auf derselben Party, jedoch in schäbiger Kleidung. Und sie stand alleine in der Ecke, während sich alle anderen angeregt unterhielten.

Mit diesem Zielbild war Annegret absolut nicht glücklich, im Gegenteil. Sie wollte dieses Ziel nicht erreichen, denn ihr wichtigster Anreiz, ihr Beweggrund (siehe Abschnitt 3.4), wurde nicht berücksichtigt.

Dieses Beispiel zeigt uns, wie wichtig die Details sind. In Annegrets Fall bestand das Ziel auch darin, dass sie sich attraktiver fühlen und im Freundeskreis besser ankommen wollte. Das war ihr eigentlicher Beweggrund, abnehmen zu wollen. Solche Details gilt es zu berücksichtigen, wenn wir ein Ziel entwickeln. Es lohnt sich, wiederholt die Frage zu stellen, was wir bereits jetzt in unseren Alltag integrieren können. So konnte Annegret schon damit beginnen, an ihrem ansprechenden Äußeren zu arbeiten und erste Veränderungen im Auftreten vorzunehmen, bevor sie abgenommen hatte. Wir können zu jeder Zeit an unserer Persönlichkeit und Ausstrahlung arbeiten. Hier liefert Kapitel 1 „Schlank denken, handeln und fühlen" entsprechende Anregungen. Denn wie bereits erwähnt, sind es der Charakter und die Ausstrahlung eines Menschen, die sein Umfeld überzeugen, und nicht das reine Erscheinungsbild. Wann immer Sie also künftig von Ihrem Ziel und Ihren Wünschen träumen, achten Sie wie in einem guten Krimi auf die Details!

ÜBUNG: Ziele entwickeln

Ziele effektiv zu formulieren ist eine Kunst für sich. Die unten erläuterte SMART-Methode[11] ist eine Art, Ihr Ziel nach allen Kriterien zu formulieren, so dass Sie die besten Voraussetzungen dafür haben, es sicher zu erreichen. Der große Vorteil davon, Ihr Ziel nach dieser Vorgehensweise zu benennen, ist, dass Sie so von vornherein die größten Hürden ausschließen, die Ihnen auf dem Weg dorthin begegnen können.

Ist Ihr Ziel nach der SMART-Methode formuliert, beginnt es bereits, seine Anziehung auf Sie auszuüben. Sie haben sich emotional mit Ihrem Ziel verbunden und können die Kraft der emotionalen Zielrichtung nutzen. Sie werden automatisch spüren, ob Sie Ihr Denken, Handeln und Fühlen Ihrem Ziel näherbringt. Durch diese Form der Zielsetzung haben Sie einen inneren Kompass installiert, der Ihnen ab sofort Rückmeldung geben wird, wenn Sie sich auf dem Weg zu einem schlanken Lebensstil befinden.

SMART: Jeder Buchstabe steht für ein Kriterium, das beim Erreichen des Ziels hilft:

S für spezifisch, damit ist gemeint, dass das Ziel konkret und klar sein soll.

M für messbar, es soll überprüft werden können, wann das Ziel erreicht ist.

A für attraktiv, das Ziel soll für Sie anziehend wirken, so dass Sie sich richtig darauf freuen.

R für realistisch, es soll also ein Ziel sein, dass gut erreichbar ist.

T für terminiert, der Zeitpunkt, wann das Ziel erreicht sein soll, muss formuliert werden.

Folgende Checkliste wird Ihnen helfen, Ihr Ziel SMART zu formulieren:

Spezifisch: Ist das Ziel klar formuliert?

Messbar: Wie kann das Ziel gemessen, überprüft werden?

Attraktiv: Ist das Ziel für Sie anziehend, wollen Sie es gerne erreichen? Wie fühlt es sich an, wenn Sie es erreicht haben?

Realistisch: Ist das Ziel realistisch gewählt? Nicht zu groß, aber auch nicht zu klein?

Terminiert: Bis wann wollen Sie Ihr Ziel erreichen?

Damit es noch anschaulicher wird, gehen wir nun die SMART-Methode an einem Beispiel aus meiner Beratungspraxis durch:

Emma wollte abnehmen, denn in vier Monaten wollte sie heiraten und bis dahin unbedingt in ihr Traumhochzeitskleid passen. Also haben wir mithilfe der SMART-Formel ihr Ziel formuliert.

Spezifisch: Emma will *fünf Kilo* abnehmen

Messbar: Emma hat eine *Waage* zu Hause und kann ihren Gewichtsverlust darauf verfolgen. Außerdem zwickt das Kleid dann nicht mehr.

Attraktiv: Oh ja! Emma träumt jede Nacht davon, ihr wundervolles Kleid zu tragen, und davon, wie sie ihr Verlobter und die Hochzeitsgäste bewundernd ansehen werden.

Realistisch: Emma hat vier Monate Zeit. In dieser Zeit ist es gut möglich, fünf Kilo abzunehmen.

Terminiert: *Vier Monate* – am Hochzeitstag muss das Kleid sitzen!

Schließlich formuliert Emma ihr Ziel wie folgt:

Ich, Emma, möchte bis zu meinem Hochzeitstag am 6. Juni genau 5 Kilo abnehmen, um in mein Hochzeitskleid zu passen. Mein Verlobter und die Gäste werden Augen machen. Ich kann mein neues Körpergefühl kaum erwarten. Es fühlt sich einfach großartig an!

Formulieren Sie nun Ihr Ziel:

Wo möchten Sie in 30/60/90 Tagen sein? Was wollen Sie erreicht haben? Wie wollen Sie sich fühlen?

Spezifisch: ....
....
....

Messbar: ....
....
....

Attraktiv: ....
....
....

Realistisch: ....
....
....

Terminiert: ....
....
....

**Mein SMARTes Ziel für die Reise
von 30/60/90 Tagen lautet:**

....

....

....

....

....

....

....

....

....

....

....

....

....

3.2

VORBILDER

Schlank zu denken heißt, Vorbilder zu
haben. Sie sollten wissen, was Ihre Vorbilder
ausmacht und welche Verhaltensweisen Sie
von ihnen übernehmen können, um ihnen ein
Stück näher zu kommen.

Ein Vorbild dient uns zur Orientierung. Es ist
jemand, der das, was wir erreichen möchten,
bereits erreicht hat. Dies zeigt uns: Das, was
wir erreichen wollen, ist machbar. Und wenn

wir genau beobachten, wie unser Vorbild sein Ziel erreicht hat, können wir daraus entscheidende Erkenntnisse gewinnen. Diese helfen auch uns auf dem Weg zum Ziel weiter. Wir können außerdem von unserem Vorbild profitieren, indem wir die Fehler, die es auf dem Weg zum Ziel gemacht hat, studieren. So können wir diese Fehler vermeiden.

WÄHLEN SIE IHRE VORBILDER MIT BEDACHT

Damit sich Personen als Vorbilder eignen, müssen mehrere Voraussetzungen erfüllt werden. Eine Voraussetzung ist, dass diese Personen die Ziele, die Sie selbst erreichen wollen, bereits erreicht haben. Von entscheidender Bedeutung ist zudem, auf welchem Weg Sie ihre Ziele realisiert haben. Der Verlauf sollte immer ein natürlicher, nachvollziehbarer und unschädlicher sein. Unschädlich meint in diesem Fall sowohl für die Person selbst als auch für das am Ziel beteiligte Umfeld. Personen, die ihre Ziele auf Kosten der eigenen Gesundheit oder der Gesundheit anderer erreicht haben, eignen sich nicht als Vorbilder. Ein natürlicher Weg zum Ziel ist einer, der aus eigenem Antrieb gegangen wurde.

Auf der Suche nach einem Vorbild für eine schlanke Lebensweise könnten Sie zum Beispiel jemanden wählen, der durch eine Krankheit in kürzester Zeit deutlich abgemagert ist. Diese Person hat zwar in kurzer Zeit eine Menge Gewicht verloren, doch eignet sie sich nicht dafür, als Vorbild für Gewichtsverlust zu fungieren. Die Person hat nicht auf natürliche, gesunde Weise und aus eigenem Antrieb abgenommen. Ebenso eignet sich ihre Form des Gewichtsverlusts nicht zur Imitation. Es stellt sich auch die Frage, ob der Gewichtsverlust von Dauer sein wird, wenn die Person vollständig genesen ist und ihre ursprünglichen Ernährungsgewohnheiten wieder aufnimmt.

Ratsamer wäre es, eine Person als Vorbild zu wählen, die es durch Ernährungsumstellung, gezielte Bewegung und schlanke Denkweise geschafft hat, ihr Wunschgewicht zu erreichen. Von ihr kann man lernen, welche Schritte zum Erfolg führen. Dazu ein Beispiel aus meiner Beratungspraxis:

Maggy K., 21, hatte seit ihrer Teenagerzeit mit Magersucht zu kämpfen. Sie tanzte leidenschaftlich gerne Ballett und verfolgte den Traum, Tänzerin zu werden. Sie hatte sich lange Zeit an dem körperlichen Idealbild der Balletttänzerinnen orientiert und mit aller Kraft versucht, diesem zu entsprechen. Maggy hatte jedoch von Natur aus keinen schmalen, zierlichen Körperbau, und alles in allem fehlte es ihr an den nötigen Voraussetzungen für eine professionelle Tänzerkarriere. Das konnte Maggy nur schwer verkraften. Sie schob alles auf ihr Körpergewicht und hungerte umso mehr.

Die Folge ihrer Bemühungen war ein Klinikaufenthalt, bei dem sie ein neues Essverhalten erlernen musste. Danach suchte mich Maggy auf, und wir begannen, am Aufbau eines neuen Körperbewusstseins zu arbeiten. Ich stellte Maggy die Aufgabe, sich neue Vorbilder zu suchen, die andere Werte lebten und verkörperten als ihre vorherigen. Sie begann, sich für den Fitnessbereich zu interessieren, und fand einige Vorbilder aus dem Kraftsport. Maggy gewann Freude daran, sich gesund und ausgewogen zu ernähren. Sie war nach wie vor im Training und bei ihrer Ernährung sehr diszipliniert. So schaffte sie es, auf gesunde Weise Muskulatur aufzubauen. Mit diesen Muskeln und den damit einhergehenden Kilos konnte Maggy sich gut identifizieren und war sogar richtig stolz darauf. Schließlich hatte sie sich jedes zusätzliche Gramm im Training erarbeitet.

Maggys Beispiel zeigt deutlich, wie wichtig es ist, Vorbilder auszuwählen, die ein gesundheitsförderliches Verhalten vorleben.

SUCHEN SIE SICH VORBILDER FÜR DIE VERSCHIEDENEN LEBENSBEREICHE

Generell empfiehlt es sich, in allen Lebensbereichen bewusst nach Vorbildern zu suchen. Allein die Suche nach Vorbildern führt dazu, dass wir uns mit verschiedenen Zielen sowie unterschiedlichen Wegen zum Ziel auseinandersetzen. Bereits dieser Prozess ist extrem bereichernd und macht viel Freude. Wir können uns in Gedanken in das Leben anderer Menschen hineinversetzen und uns die Eigenschaften und Verhaltensweisen aussuchen, die uns am besten gefallen, um unsere Lebensvision zu erschaffen.

Ich selbst habe in sämtlichen Lebensbereichen Vorbilder. Sie sind mir Orientierungshilfe und

Inspiration zugleich. Ich empfinde es motivierend zu beobachten, dass andere die Ziele, die ich habe, bereits erreicht haben. Das zeigt mir, dass ich es auch schaffen kann. Denn gerade bei großen Zielen lassen wir uns häufig entmutigen. Wir erleiden Rückschläge und erleben, dass unser ursprünglicher Weg doch nicht zum Ziel führt. Besonders in solchen Momenten hilft es sehr, uns auf unsere Vorbilder zu besinnen und uns bewusst zu machen, warum diese dort angekommen sind, wo sie sind: weil sie nicht aufgegeben haben.

Der wichtigste Charakterzug, den wir uns von Vorbildern abschauen können, ist also der, immer wieder aufzustehen und weiterzugehen. Nehmen Sie sich das zu Herzen und denken sie immer daran. Mich hat dieser Gedanke schon durch manche schwere Zeit getragen.

Vorbilder im schlanken Denken können Sie in folgenden Bereichen inspirieren:

- Ein Vorbild in Sachen Verantwortung steht für sein Leben und sein Glück ein.

- Ein Vorbild in Sachen Selbstfürsorge nimmt seine eigenen Bedürfnisse wahr. Es kann für deren Erfüllung sorgen und sich für sie einsetzen.

- Ein Vorbild in Sachen Kommunikation erkennen wir daran, dass es mit sich und über sich liebevoll und wertschätzend spricht. Anderen gegenüber verhält es sich ebenso.

- Ein Vorbild in Sachen Körperwahrnehmung geht achtsam mit seinem Körper um. Es hat gelernt, auf die leise Stimme des Körpers zu hören und dieser auch zu folgen.

- Ein Vorbild in Sachen Partnerschaft mit sich selbst hat eine harmonische Beziehung zu seinem Inneren. Das können Sie daran erkennen, dass es freundlich und positiv mit sich umgeht und eigene Ziele, Wünsche und Visionen verfolgt.

Vorbilder im schlanken Handeln können Sie in folgenden Bereichen inspirieren:

- Ein Vorbild im Bereich Ernährung hat seine Ernährungsform gefunden. Es weiß über seinen Kalorienverbrauch Bescheid und achtet auf eine gesunde Ernährung. Es macht selten Diät im herkömmlichen Sinne, weil es sich für einen gesunden Lebensstil entschieden hat. Somit fällt es ihm leicht, sein Gewicht zu halten und bei optimaler Gesundheit zu bleiben.

- Ein Vorbild im Bereich Sport und Bewegung hat eine Sportart gefunden, die ihm Freude macht. Zudem führt es seine Sporteinheiten regelmäßig und verantwortungsbewusst aus. Es fordert sich, ohne sich zu überfordern.

- Ein Vorbild in Sachen Tagesablauf und Struktur hat seine Woche optimal organisiert und hält sich an diese Planung. Es hat sein Leben im Griff und plant alle Lebensbereiche so, dass sie sich im

Gleichgewicht befinden. Ein solches Vorbild weiß, dass das Einhalten von Strukturen zur persönlichen Freiheit beiträgt und hilft, das Beste aus einem Tag zu machen.

- Ein Vorbild in Sachen Disziplin bleibt seinen Zielen treu. Es veranlasst alles Nötige, um das gesetzte Ziel zu erreichen und lässt sich nicht davon abbringen. Es weiß, dass jedes Ziel seinen Preis hat, und zahlt diesen Preis.

- Ein Vorbild in Sachen Regeneration gönnt seinem Körper die nötigen Ruhepausen. Es sorgt bei sportlichen Aktivitäten für Entlastung sowie für regelmäßigen und ausreichenden Schlaf.

Vorbilder im schlanken Fühlen können Sie in folgenden Bereichen inspirieren:

- Ein Vorbild in Sachen Lebensfreude hat seine Lebensfreude zurückerobert. Es lebt achtsam und dankbar. Zudem spürt es seine Lebensfreude voll und ganz und drückt sie auch angemessen aus.

- Ein Vorbild in Sachen Freiheit ist innerlich frei und lässt sich weder von äußeren Einflüssen noch von den eigenen Emotionen diese Freiheit nehmen. Es fühlt inneren Frieden und befindet sich im Gleichgewicht.

- Ein Vorbild in Sachen Selbstbewusstsein ist sich seiner selbst bewusst. Dieses Selbstbewusstsein strahlt es aus.

INTEGRIEREN SIE DAS DENKEN, HANDELN UND FÜHLEN IHRER VORBILDER IN IHREN ALLTAG!

159

ÜBUNG: Von Vorbildern lernen

1. Wählen Sie ein oder mehrere Vorbilder für die verschiedenen Bereiche des schlanken Lebensstils (Denken, Handeln und Fühlen).

2. Suchen Sie sich ein oder mehrere Bilder Ihres Vorbildes und schneiden Sie sie aus.

3. Kleben Sie die Bilder auf ein großes Blatt. Verwenden Sie für jedes Vorbild (Denken, Handeln, Fühlen) ein Drittel des Blattes.

4. Notieren Sie daneben, warum die Person Ihr persönliches Vorbild ist.

5. Schreiben Sie nun folgenden Satz unter jedes Vorbild:

   Ich habe …………………………….. als Vorbild im Bereich Denken gewählt, weil ich von ihm/ihr ……………………………….. übernehmen möchte.

   Ich habe …………………………….. als Vorbild im Bereich Handeln gewählt, weil ich von ihm/ihr ……………………………….. übernehmen möchte.

   Ich habe …………………………….. als Vorbild im Bereich Fühlen gewählt, weil ich von ihm/ihr ……………………………….. übernehmen möchte.

6. Überlegen Sie sich nun konkrete Schritte, wie Sie dies künftig umsetzen werden. Notieren Sie diese Schritte.

7. Hängen Sie das Bild für die kommenden sechs Wochen an einem für Sie gut sichtbaren Ort auf. Betrachten Sie das Bild morgens und abends. Sagen Sie sich die Sätze: „Ich habe …………………….. als Vorbild im Bereich Denken/Handeln/Fühlen gewählt, weil ……………………." mindestens dreimal hintereinander laut vor.

3.3

WÜNSCHE UND TRÄUME

Schlank zu denken heißt, Ihre Wünsche an das Leben zu kennen. Es liegt an Ihnen, aktiv zu werden, um Ihre Wünsche Wirklichkeit werden zu lassen.

Wünsche und Träume erlauben uns, in Kontakt mit unserem Unterbewusstsein zu kommen. Gemeint ist damit der Zustand des Tagträumens, in dem wir zwar wach sind, aber tief in eine Wunschvorstellung eintauchen. Wenn wir von etwas träumen oder uns etwas wünschen, ist der Bereich unseres Gehirns aktiv, dem das Kreative und Intuitive zugeordnet wird. Wir verbinden uns in diesem Moment mit unserem Unbewussten und erlangen so Zugang zu Ideen, die uns ansonsten verborgen bleiben. Außerdem erfahren wir auf diese Weise etwas über unsere Visionen und Ziele. Das würde uns durch rein rationales Denken entgehen.

BEFREIEN SIE IHRE WÜNSCHE UND TRÄUME

So wie unser Denken grenzenlos und frei sein sollte, sollte auch unser Wünschen und Träumen stattfinden dürfen. Lassen Sie sich von niemanden reinreden, wenn es darum geht, Ihre Sehnsüchte ernst zu nehmen. Ein schöner Satz in diesem Zusammenhang lautet: Was man träumen kann, kann man auch erreichen. Je mehr wir diese Einstellung verinnerlichen, desto näher kommen wir der Verwirklichung unserer Träume.

Im Laufe unseres Lebens mussten wir viele Wünsche und Träume begraben. Gründe dafür können sein, dass unsere Eltern unsere Wünsche und Träume als nichtig oder unpassend abgetan haben. Als Kinder hatten wir noch nicht die Stärke und das Selbstbewusstsein, gegen die Meinung unserer Eltern an unseren Wünschen festzuhalten. Daher haben wir oft aufgehört zu träumen.

Später haben wir häufig die Erfahrung gemacht, dass unsere Träume nicht Realität wurden. Wir haben aus dieser Erfahrung die falschen Schlüsse gezogen, da wir niemanden an unserer Seite hatten, der uns den richtigen Umgang mit solchen Rückschlägen gezeigt hat (mehr dazu in Abschnitt 4.4 „Rückschläge").

Fassen Sie den Mut, sich wieder freien Herzens etwas zu wünschen. Ein besonders wirksamer Zeitpunkt ist vor dem Einschlafen und nach dem Aufwachen, denn da ist unser Unterbewusstsein äußerst empfänglich und kommunikativ. Finden Sie für sich den optimalen Moment heraus und gewinnen Sie Ihre Träume zurück.

TRÄUMEN SIE SO LEBHAFT WIE MÖGLICH

Je schillernder, lebhafter und deutlicher wir träumen und uns etwas wünschen, umso größer ist die Chance, dass das Geträumte auch real wird. Vereinfacht gesagt, gewöhnt sich unser Gehirn an die erlebten Gefühle und Bilder während des Wünschens und stellt diese in der Realität nach. Gerade deshalb ist es so wichtig, auf eine positive Grundhaltung zu achten. Unsere kreative und intuitive Gehirnhälfte hilft uns zudem noch auf andere Weise beim Erreichen unserer Ziele: Sie schmückt unsere Träume mit Details und Gefühlen aus, die uns zunächst gar nicht bewusst waren. Wenn wir uns dann aber auf unsere Träume einlassen, entdecken wir, dass uns in diesen Träumen schon lauter kleine Schritte zum Ziel vermittelt werden, die wir wie Hinweisschilder nutzen können.

SETZEN SIE DAS GETRÄUMTE IN DIE TAT UM

Angenommen, wir träumen von unserem Leben in zehn Jahren in einem gesunden und fitten Körper. Ein solcher Traum enthält Informationen, wie wir dies umsetzen können. Wir können uns direkt an die Arbeit machen und heute bereits damit beginnen.

Betrachten wir zunächst den Bereich Gesundheit: Natürlich gibt es manche Faktoren in Bezug auf unsere Gesundheit, die nicht unserem Einfluss unterliegen. Dennoch haben wir die Möglichkeit, auf andere Faktoren einzuwirken. Auf jeden Fall können wir optimale Bedingungen schaffen, um so gesund wie möglich zu bleiben. Ein erster Schritt wäre, zu überlegen, welche unserer aktuellen Verhaltensweisen unserer Gesundheit schaden und was wir ändern müssten, um gesund zu leben. Dabei können wir, wie wir oben bereits gesehen haben, von Vorbildern Verhaltensweisen übernehmen. Es gibt also etliche Ansätze, um noch heute zu einem gesunden Lebensstil zu finden.

Blicken wir dann auf den fitten Körper: Ein fitter Körper entsteht nicht durch Träumen. Er entwickelt sich durch jahrelange, konsequente Bewegung und Ernährung. Wenn Sie in einem Jahr fit sein möchten, dann sollten Sie sofort damit anfangen, etwas dafür zu tun. Gehen Sie alle Schritte, die dazu nötig sind, und bleiben Sie dabei. Denn Ihre körperliche Fitness wird nur langfristig Bestand haben, wenn Sie weiterhin daran arbeiten. Dann ist in zehn Jahren der fitte und gesunde Körper, von dem Sie heute träumen, die logische Konsequenz.

Ob unsere Träume und Wünsche wahr werden, liegt also maßgeblich an unserer Bereitschaft, für unsere Träume die Verantwortung zu übernehmen und die nötigen Schritte zu gehen, damit sie Wirklichkeit werden können.

ÜBUNG: Vom Wunsch zur Wirklichkeit

Begeben Sie sich an einen Ort, an dem Sie die kommenden 15 Minuten ungestört sein können.

Setzen oder legen Sie sich bequem hin. Denken Sie an einen Traum oder Wunsch von Ihnen, den Sie in der kommenden Zeit verwirklichen wollen.

Stellen Sie sich nun einen Zeitpunkt in der Zukunft vor, wenn Sie Ihr Ziel erreicht haben. Fühlen und erleben Sie dies so intensiv und facettenreich wie nur möglich. Nehmen Sie sich Zeit, in dieser Erfahrung zu verweilen. Beschreiben Sie, was Sie erleben. Am besten, indem Sie laut vor sich hin sprechen. Stellen Sie sich vor, dass Sie zum Abschluss ein Erinnerungsfoto schießen. Dieses können Sie jederzeit innerlich aufrufen und sich so mit Ihrem Traum und den erlebten Emotionen verbinden.

Überlegen Sie sich nun, was Sie innerhalb der nächsten 24 Stunden unternehmen können, um Ihrem Traum einen ersten Schritt näher zu kommen. Setzen Sie dies konsequent um und planen Sie täglich einen neuen Schritt für den kommenden Tag.

3.4

BEWEGGRÜNDE

Schlank zu denken heißt, dass Sie Ihre Beweggründe kennen, dass Sie wissen, warum Sie tun, was Sie tun. Sie sollten klar sein in Ihrer Kommunikation und darin, die richtigen, förderlichen Entscheidungen zum Erreichen Ihres Ziels zu treffen.

Sie haben Ihre Gründe dafür, dass Sie sich auf einen bestimmten Weg gemacht haben. Noch liegen diese Beweggründe aber in Ihrem Unbewussten verborgen. Es ist verständlich, dass Sie sich in der Regel nicht freiwillig in solche emotionalen Tiefen begeben, denn das würde Sie von Ihrem alltäglichen Handeln fernhalten. Dennoch ist es von Zeit zu Zeit notwendig, sich mit diesen tieferliegenden Emotionen zu beschäftigen. Es kann sich zunächst unangenehm anfühlen und auch aufwühlend sein, davor brauchen Sie sich aber nicht zu ängstigen. Diese Gefühle sind lediglich Anzeichen dafür, dass Sie sich auf dem Weg zu etwas Unbekanntem befinden – und das ist ja ein gutes Zeichen. Ihre Beweggründe beschreiben die Motivation, die hinter Ihrer Handlung liegt. Gemeint ist hier die Motivation, die sich tief in Ihrem Inneren befindet. Wir können uns das gut anhand eines Eisbergs vorstellen, durch dessen Inneres ein Aufzug nach unten führt. Mit jedem Stockwerk, das der Aufzug tiefer in Richtung Grund fährt, kommt er näher an die Beweggründe heran. Diese eigentlichen Beweggründe, die Ihrem Handeln zugrunde liegen, sind Ihre innerste, tiefste Motivation. Eine solche Art von Motivation, die für gewöhnlich in Ihrem Unbewussten verborgen liegt, entspricht Ihrer echten Überzeugung und Ihrem Werteverständnis.

Betrachten wir dazu das Beispiel von Pascal M., der nach etlichen verzweifelten Diätversuchen in meine Praxis kam. Pascal war Ende 40 und hatte eine schmerzhafte Trennung von seiner Frau hinter sich. Diese lag nun drei Jahre zurück, und bereits im ersten Jahr nach der Trennung hatte er 10 Kilo zugenommen. Seitdem versuchte er, die überschüssigen Kilos wieder loszuwerden. Doch es wollte sich kein Erfolg einstellen. Auf meine Frage, warum er Diät halten wollte, war seine Antwort: „Weil ich 10 Kilo abnehmen will." Durch eine weitere Warum-Frage, warum er 10 Kilo abnehmen möchte, kamen wir eine Stufe tiefer und damit näher an seine eigentlichen Wünsche. Weitere Warums führten uns ganz auf den Grund seines Eisbergs. Dort befand sich die Aussage: „Ich möchte mich im Leben wieder wohlfühlen und einer neuen Liebe eine Chance geben." Als er diesen Satz laut aussprach, kamen ihm die Tränen in die Augen. Er sagte mit zitternder Stimme: „Ich hätte nie gedacht, dass das Gewicht dem im Weg steht." Nachdem Pascal sich die Erlaubnis geben konnte, wieder in eine glückliche Beziehung mit sich selbst und einer potenziellen Partnerin zu gehen, purzelten die Kilos in den kommenden Wochen fast von selbst.

Am Ende unserer Sitzungsreihe hatte er nicht nur an Gewicht verloren, er hatte auch seine Leichtigkeit und Lebensfreude zurückgewonnen. Dass er mit dieser Ausstrahlung nach kurzer Zeit eine neue Partnerin kennenlernte, versteht sich fast von selbst. Davon berichtete er mir einen Monat nach unserem letzten Termin.

Die Tatsache, dass Sie gerade Diät halten, ist also lediglich eine Auswirkung einer wesentlich weitreichenderen und umfassenderen Motivation. Gerade deshalb ist es so kraftvoll, das eigene Warum zu kennen, wie uns das Beispiel von Pascal M. verdeutlicht.

Hätten Sie keinerlei Zugang zu Ihren Beweggründen, gäbe es keine Gründe, eine Diät wirklich durchzuhalten. Dann würden Sie wahrscheinlich noch nicht einmal auf die Idee kommen, Diät zu halten. Schließlich hat es keinen Sinn, 3 Kilo abzunehmen, auf Essen zu verzichten und Sport zu machen, ohne irgendein Ziel damit zu erreichen zu wollen.

TREFFEN SIE IHRE ENTSCHEIDUNGEN STETS IM EINKLANG MIT IHREN BEWEGGRÜNDEN

Wenn es darum geht, Disziplin an den Tag zu legen, oder wenn Sie vor der Herausforderung stehen, veränderte Verhaltensweisen in Ihrem Umfeld durchzusetzen, kann es wichtig sein, dass Sie Ihre Beweggründe kennen. Die Quelle Ihrer Beweggründe ist ein Ort, an den Sie jederzeit zurückkehren und sich neue Kraft für die anstehende Aufgabe holen können.

Wenn wir Menschen betrachten, die in Ausnahmesituationen Unfassbares geleistet haben, dann können wir erkennen, dass sie das geschafft haben, weil ihre Motivation überdimensional groß und präsent war. Ihre eigene Motivation zu kennen, wird es Ihnen erleichtern, einen schlanken Lebensstil zu führen. Sie können sich bei jedem Gedanken, jeder Handlung oder auch jedem Gefühl innerlich prüfen, ob Sie noch auf dem richtigen Weg sind, indem Sie sich fragen: „Unterstützt dieser Gedanke, diese Handlung oder dieses Gefühl meine Motivation?" Ihre Beweggründe sind wie ein innerer Kompass, der Ihnen die Richtung weist. Wenn die Antwort kein klares Ja ist, befinden Sie sich auf dem falschen Weg.

NUTZEN SIE DIE KLARHEIT IHRER BEWEGGRÜNDE FÜR IHRE KOMMUNIKATION

Wenn Sie Ihre Beweggründe kennen und vor Augen haben, werden sie automatisch in Ihrer Kommunikation deutlicher werden. Sie werden fühlen, was zu Ihren Beweggründen passt und was nicht. Und diese innere Klarheit wird

Ihnen dabei helfen, sich anderen gegenüber eindeutig auszudrücken.

VERSTEHEN SIE DIE BEWEGGRÜNDE FÜR SCHLANKES DENKEN, HANDELN UND FÜHLEN

Im Folgenden betrachten wir die inneren Beweggründe im Hinblick auf schlankes Denken, schlankes Handeln und schlankes Fühlen anhand eines Beispiels:

Lena K., 42, kam zu mir in die Beratung mit dem Wunsch, 5 Kilo abzunehmen. Wir arbeiteten ihr Warum heraus. Dieses war, insgesamt fitter und gesünder zu werden und sich in ihrem Körper wohlzufühlen. Sie bekam einen Trainings- und Ernährungsplan und hatte die Aufgabe, sich bis zu unserem nächsten Termin in der kommenden Woche daran zu halten.

Als sie am Morgen vor dem nächsten Termin auf die Waage stieg, sah sie, dass sich ihr Gewicht bisher nicht verändert hatte. Ihr innerer Kritiker meldete sich lautstark zu Wort und behauptete: „Die Diät ist doch Quatsch, das mit dem Abnehmen schaffst du nie." So kam sie zu mir in die Beratung und machte ihrem Ärger darüber Luft, dass auch diese Diät nichts bringe.

Lena K. ist in diesem Punkt in eine Denkfalle getappt. In der Sitzung bearbeiteten wir gemeinsam die entscheidende Frage: „Unterstützt der Gedanke, dass die Diät Quatsch ist und ich das Abnehmen nie schaffen werde, mein Warum, dass ich das Ganze mache, um fitter und gesünder zu werden und mich in meinem Körper wohlzufühlen?" Natürlich unterstützte dieser Gedanke ihr Warum ganz und gar nicht. Zudem ist ein sinkendes Gewicht auf der Waage nicht einmal das Allerwichtigste, denn auch wenn Lena nicht abgenommen hat, so kann dies verschiedene Gründe haben, so dass sie sich dennoch ihrem Ziel genähert haben könnte. Ein Grund für das gleichbleibende Gewicht kann sein, dass Lena Muskelmasse aufgebaut hat. In diesem Fall hätte sie zwar Fett verloren, die aufgebaute Muskelmasse das Gewicht aber wieder ausgeglichen. Ein weiterer Grund kann sein, dass ihr Körper zyklusbedingt oder durch den Verzehr salziger Nahrungsmittel am Vortag Wasser eingelagert hat. Eine andere mögliche Erklärung für Wassereinlagerungen und somit ein stagnierendes Gewicht können anspruchsvolle Trainingseinheiten sein, besonders, wenn große Muskelpartien wie die Beine involviert sind. Ihrem Ziel der Fitness und Gesundheit wäre Lena in all diesen Fällen trotzdem ein Stück näher gekommen — kein Grund also, an ihrem Diätplan zu zweifeln.

Betrachten wir das Beispiel im Hinblick auf schlankes Handeln: Lena hatte die Zahl auf der Waage gesehen. Sie war sehr frustriert darüber, dass sie keinen Gewichtsverlust verzeichnen konnte, obwohl sie eine Woche ein ordentliches Sportprogramm absolviert und Diät gehalten hatte. Sie hatte bereits überlegt, das heutige Sportprogramm sausen zu lassen und sich erst einmal ein üppiges Frühstück mit all den Leckereien zu gönnen, die sie sich die letzten Tage verboten hatte. Zum Glück hatte sie der

Gedanke an unseren Termin davon abgehalten. Denn in der Sitzung gingen wir der Frage nach: „Unterstützt die Handlung, heute die Sporteinheit sausen zu lassen und ein üppiges Frühstück zu genießen, mein Warum, mich fitter, gesünder und wohl in meinem Körper fühlen zu wollen?" Diese Frage hatte Lena natürlich mit Nein beantwortet und sich dafür entschieden, wie geplant, ihr Sport- und Ernährungsprogramm weiterzuverfolgen.

Was bedeuten Lenas Beweggründe hinsichtlich des schlanken Fühlens? Lena hätte sich nach ihrem Erlebnis frustriert und wertlos fühlen können. Dieses Gefühl hätte sie für den Rest des Tages mit sich herumgeschleppt. In der Sitzung stellten wir aber rechtzeitig folgende Frage: „Unterstützen die Gefühle des Frusts und der Unzulänglichkeit mein Warum, mich in meinem Körper wohlzufühlen?" Diese Frage verneinte sie. Anschließend beschäftigten wir uns damit, wie sie sich stattdessen fühlen wollte. Sie entschied, sich auf ihr Körpergefühl zu konzentrieren, und bemerkte, dass sie sich eigentlich gut erholt und fit fühlte – ein Gefühl, das nebenbei gesagt ihrem Ziel schon ziemlich nahekommt. Um dieses Empfinden hätte sie sich betrogen, wenn sie dem Frustgefühl nachgegeben hätte.

ÜBUNG: Das Warum

Versuchen Sie, sich im Vorfeld noch einmal vor Augen zu führen, wie Ihr bisheriger Weg im Hinblick auf einen schlanken Lebensstil verlaufen ist. Bestimmt gab

es auf diesem Weg Höhen und Tiefen, entscheidende Momente, Meilensteine, Rückschläge und immer
einmal wieder auch die Frage: „Warum tue ich mir
das eigentlich an?" All die verschiedenen Faktoren
sind Wegweiser auf der Reise zu Ihrem Warum. Sie
werden darin Antworten finden, die Sie auf den
Grund Ihres Eisbergs führen.

1. Beantworten Sie zunächst folgende Frage: „Warum
   möchte ich schlank denken, handeln und fühlen?"

   (Beispielantwort: „Weil ich hoffe, so mein
   Traumgewicht erreichen zu können.")

   ....
   ....
   ....
   ....
   ....
   ....

2. Formulieren Sie nun die Antwort in eine weitere
   Warum-Frage um.

   (Beispielfrage: „Warum hoffe ich, so mein
   Traumgewicht erreichen zu können?")

   ....
   ....
   ....
   ....
   ....
   ....

3. Beantworten Sie auch diese Frage.

   (Beispielantwort: „Weil ich schon so lange
   mit meinem Körper frustriert bin und endlich mein Traumgewicht haben möchte.")

....

....

....

....

....

....

4. Formulieren Sie nun eine weitere Warum-Frage aus der Antwort.

   (Beispielfrage: „Warum bin ich schon so lange frustriert und will endlich mein Traumgewicht haben?")

....

....

....

....

....

....

5. Beantworten Sie die Frage.

   (Beispielantwort: „Weil ich das Gefühl habe, so wie ich jetzt aussehe, bin ich einfach nicht liebenswert.")

....

....

....

....

....

....

6. Und wieder folgt auf diese Antwort nun eine Warum-Frage.

....

....

....

Um Ihr Warum zu finden, wiederholen Sie das Fragen und Antworten bitte mindestens 15, besser 20 Mal oder noch häufiger hintereinander. Wenn Sie Ihr Warum entdecken, werden sich die Antworten und Fragen immer ähnlicher. Sie beginnen, sich im Kreis zu drehen. Fragen Sie auch dann noch ein paarmal weiter. Sie werden bemerken, wenn Sie den Kern Ihres Warum erreicht haben.

Ihr Warum beantwortet dann alle Ihre vorherigen Fragen wie von selbst. Es ist die Antwort auf alle Fragen, die Sie sich selbst auf dem Weg dorthin gestellt haben.

4

HINDERNISSE ÜBERWINDEN

In diesem Kapitel geht es um Hindernisse, die Ihnen möglicherweise noch den Weg zum schlanken Lebensstil versperren. Diese Hindernisse können akut auftauchen oder Überreste aus Ihrer Vergangenheit sein. Es wird Sie mit Werkzeugen zur Bewältigung solcher Hindernisse ausstatten.

Im ersten Abschnitt betrachten wir Glaubenssätze und deren Auswirkungen auf schlankes Denken.

Im zweiten Abschnitt werden zunächst mögliche Blockaden beschrieben, anschließend wird eine Übung vorgestellt, mit deren Hilfe man diese überwinden kann.

Im dritten Abschnitt erfahren Sie, wie Ängste den Weg zum schlanken Lebensstil oftmals versperren und wie Sie diesen entgegentreten können.

Der vierte Abschnitt unterstützt Sie beim Umgang mit Rückschlägen.

Im fünften Abschnitt beschäftigen wir uns damit, wie wir alte Gewohnheiten, die für uns gewisse Vorteile haben mögen, hinter uns lassen können.

4.1

HINDERLICHE GLAUBENSSÄTZE

Schlank denken heißt, sich nicht durch hinderliche Glaubenssätze einschränken zu lassen, diese stattdessen zu identifizieren und sie in hilfreiche Glaubenssätze, sogenannte Affirmationen, umzuwandeln.

Glaubenssätze sind Sätze, die wir so verinnerlicht haben, dass wir sie als absolute Wahrheiten ansehen. Wir sind fest von ihrer Richtigkeit überzeugt und haben sie noch nie infrage gestellt. Unsere ersten Glaubenssätze entstehen bereits in unseren frühsten Lebensjahren. Aufgrund dessen, was wir entdecken, erleben oder lernen, entwickeln wir eine eigene Sicht der Realität. Das ist auch notwendig, denn so schaffen wir es, uns in dieser Welt zurechtzufinden. Andernfalls müssten wir jeden Moment Millionen neuer Eindrücke verarbeiten, was uns komplett überfordern würde. Glaubenssätze helfen uns also, die Welt zu strukturieren und gezielter auf unsere Umweltreize zu reagieren.

Dennoch gibt es nicht nur hilfreiche, sondern auch hinderliche Glaubenssätze. Aufgrund hilfreicher Glaubenssätze können wir Situationen schnell und sicher einschätzen. Hinderliche Glaubenssätze hingegen blockieren uns oder liefern uns falsche Informationen. Ein hilfreicher Glaubenssatz ist zum Beispiel:

„Frisches Gemüse ist gesund und voller guter Nährstoffe für mich." Mit nahezu hundertprozentiger Sicherheit können wir davon ausgehen, dass dies so stimmt – vorausgesetzt wir haben keine Nahrungsmittelunverträglichkeit und das Gemüse wurde biologisch angebaut. Wir können uns darauf verlassen, dass uns dieser Glaubenssatz im Alltag dabei hilft, wenn wir zwischen Fertigprodukt oder Gemüse entscheiden sollen.

Schwieriger wird es schon mit folgendem Glaubenssatz: „Obst in rauen Mengen zu verzehren hilft mir beim Abnehmen." Je nachdem, wie viel wir von welchem Obst essen, kann dieser Satz unter Umständen falsch sein. Womöglich nehmen wir aufgrund dieser Aussage eine zu große Menge von stark zuckerhaltigem Obst zu uns. Das kann zur Folge haben, dass wir über unseren benötigten Kalorienbedarf kommen, und dann werden wir nicht abnehmen. Der Glaubenssatz ist also eine Mischung aus einem hilfreichen und einem hinderlichen Glaubenssatz – er gibt uns keine Gewissheit. Obst ist zwar wegen der enthaltenen Vitamine gesund, fördert aber nicht die Gewichtsabnahme.

Und nun zu den hinderlichen Glaubenssätzen, dazu gehört beispielsweise: „Avocados haben viel Fett und viele Kalorien, und deshalb darf ich sie während einer Diät nicht essen." Dieser Satz ist so schlicht und ergreifend falsch. Es stimmt zwar, dass Avocados einen erhöhten Fettanteil haben und dadurch natürlich mehr Kalorien pro 100 Gramm aufweisen als

Salatblätter. Doch hier entscheidet die Menge, die wir zu uns nehmen, über den Diäterfolg. Die in der Avocado enthaltenen Fette sind durchaus gesund und auch diättauglich. Jeder von uns hat eine Vielzahl solcher hinderlichen Glaubenssätze verinnerlicht, und das in allen Lebensbereichen. Diese möchte ich mit Ihnen im Folgenden entdecken und verändern.

Viele Glaubenssätze haben wir von unseren Eltern ungefragt übernommen. So kennen die meisten von uns zum Beispiel den Ratschlag, den nahezu jede Mutter an ihr Kind weitergegeben hat: „Es ist kalt draußen, nimm eine Jacke mit." Ein Klassiker, oder? Dieser wird schnell zu dem Glaubenssatz: „Wenn es draußen kalt ist, brauche ich eine Jacke." Ich habe diesen Satz so verinnerlicht, dass ich schon fast ein schlechtes Gewissen habe, wenn ich im Winter ohne Jacke zum Mülleimer gehe. Dies ist rational betrachtet vollkommen absurd, denn vom kurzen Frieren droht keine ernst zu nehmende Gefahr. Aber so sind Glaubenssätze nun einmal.

Wir haben für alle Lebensbereiche vorgefertigte Glaubenssätze parat. Je bewusster Sie diese wahrnehmen, umso mehr werden sie Ihnen im täglichen Leben begegnen und auch bei anderen auffallen.

IDENTIFIZIEREN SIE HINDERLICHE GLAUBENSSÄTZE

Sie können hinderlich Glaubenssätze identifizieren, indem Sie sich folgende Fragen stellen: „Stimmt das? Und warum?"

Sobald wir hinterfragen, was wir bisher als selbstverständlich angenommen haben, können wir herausfinden, ob wir für einen Glaubenssatz eine fundierte Erklärung haben oder nicht. Ein weitverbreiteter Glaubenssatz zum Thema Essen lautet: „Spät abends zu essen macht dick." Aber dies ist nicht richtig. Spät abends zu essen macht nicht generell dick. Im Prinzip ist es vollkommen egal, wann wir essen. Ob wir davon dick werden, hängt allein davon ab, wie viele Kalorien wir in einem bestimmten Zeitraum zu uns nehmen und verbrauchen. Der einzige Nachteil, den Sie vom späten Essen haben könnten, ist, dass Sie womöglich schlechter schlafen. Aber es liegt an Ihnen, dies auszuprobieren.

Dieser Glaubenssatz ist noch einer der relativ harmlosen. Wenn Sie das Essen spät am Abend meiden, bringen Sie sich vielleicht um einen leckeren Gute-Nacht-Snack, haben aber kaum weitere Konsequenzen zu befürchten. Beschäftigen wir uns nun mit den Glaubenssätzen, die Ihnen in Bezug auf das Abnehmen im Weg stehen und Ihre Erfolge sabotieren. Dabei kann es sich zum Beispiel um folgenden Glaubenssatz handeln: „Schlanke Menschen haben keinen Spaß im Leben."

In „wohlgenährten" Familien wird Essen manchmal mit Lebensfreude und Spaß gleichgesetzt – eine Ausrede, um die eigene Maßlosigkeit zu rechtfertigen. Denn, wenn wir fragen: „Stimmt das?", können wir dies insofern verneinen, dass schlanke Menschen ebenso viel

Freude am Leben haben können wie jeder andere auch. Sie haben sogar mehr Lebensfreude, da sie ihre Mahlzeiten so wählen, dass sie sich danach fit und gestärkt, statt schlapp und müde fühlen. Sie können sich außerdem an ihrem Körpergefühl und ihrer Gesundheit erfreuen. So stellen wir fest, dass schlanke Menschen doch jede Menge Spaß haben können, wenn wir differenziert darüber nachdenken.

WERDEN SIE WÄCHTER IHRER GEDANKEN

Auch wenn Glaubenssätze tief verinnerlicht sind und es eine Weile dauern kann, bis wir ihnen auf die Schliche kommen, sind wir diesen Glaubenssätzen nicht willenlos ausgeliefert. Glaubenssätze können mit ein wenig Übung erkannt und in positive Bestärkungen, sogenannte Affirmationen, umgewandelt werden. Diese Affirmationen können durch Wiederholung verinnerlicht werden und an die Stelle der Glaubenssätze treten, die wir aufgeben möchten.

Bei hinderlichen Glaubenssätzen handelt es sich um Denkstrukturen, die in unserem Kopf so lange ungefiltert ihr Unwesen treiben, bis wir eingreifen und die Führung übernehmen. Wir entscheiden, was wir glauben und was nicht. Werden wir Wächter unserer Gedanken und verbannen wir hinderliche und beschränkende Glaubenssätze ab sofort aus unserem Denken.

Um Ihnen Ihre Aufgabe als Wächter Ihrer Gedanken ein wenig zu erleichtern, möchte ich Ihnen einen Zusammenhang nennen, in dem sich Glaubenssätze extrem blockierend auf schlankes Denken auswirken: im Zusammenhang mit unserem Selbstwert. Je nachdem, was wir über uns denken, ob wir uns wertvoll fühlen oder nicht und wie wir unsere Selbstwirksamkeit erleben, können Glaubenssätze unseren Erfolg beim Abnehmen vollkommen zunichtemachen. Umso wichtiger ist es, hier gründlich auf die Suche zu gehen und die schädlichen Denkmuster zu erkennen.

ACHTEN SIE BEWUSST DARAUF, WIE SIE ÜBER SICH DENKEN

Es gibt zahlreiche Glaubenssätze über uns selbst. Diese Glaubenssätze beginnen meist mit: „Ich bin einer, der …", „Ich war schon immer …", „Ich habe schon immer …".

Beliebte Glaubenssätze, warum wir nicht abnehmen können, sind: „Ich war schon immer ein guter Esser" oder „Ich bin einfach unsportlich". Ein „guter Esser" zu sein wird gerne als Ausrede benutzt, warum keine Diät konsequent durchgehalten werden kann. Mit Unsportlichkeit wird der eigene Mangel an Disziplin entschuldigt, wenn es darum geht, den Wecker eine Stunde früher zu stellen, um eine Sporteinheit in den Alltag zu integrieren.

Solange wir daran glauben, ein „guter Esser" zu sein, hat der Gedanke, mit Leichtigkeit abzu-

nehmen und eine Diät durchhalten zu können, keinen Platz in unserem Denken. Wenn
wir davon überzeugt sind, unsportlich zu sein,
wird sich unser Körper alle Mühe geben, uns
in diesem Gedanken zu unterstützen. Daher
ist es so wichtig, förderliche Glaubenssätze zu
haben. An dieser Stelle ein Beispiel aus meiner
Beratungspraxis:

Gerald M., 48, hatte bereits etliche Kilos abgenommen und war nicht mehr weit von seinem Zielgewicht
entfernt. Eigentlich hätte er sich gut fühlen können und glücklich sein, über das was er erreicht hatte. Stattdessen war er betrübt und verzweifelt. Die
Ursache für seine Traurigkeit lag in Glaubenssätzen, die
mit seinem Selbstwert verbunden waren. Er berichtete,
dass in seiner Familie Männer mit großer Körpermasse
als „gestandene Männer" angesehen wurden. Nur
Männer mit ordentlich Gewicht galten als ernstzuneh-
mend und stellten in seiner Familie etwas dar. Schlanke
oder gar dünne Männer wurden als „halbe Hemdchen"
belächelt.

So kannte Gerald folgende Glaubenssätze aus seiner
Kindheit: „Ein Mann ist wertvoll, wenn er einen Bauch
hat, auf dem er sein Portemonnaie ablegen kann."
Und: „Wer kein Fleisch auf den Rippen hat, hat es zu
nichts gebracht." Er erinnerte sich auch daran, dass er
stets gelobt wurde, wenn er große Portionen gegessen hatte, und ein Glaubenssatz, der ihm in diesem
Zusammenhang wieder in den Sinn kam, war: „Ich kann
stolz auf mich sein, wenn ich meinen Teller leer gegessen habe."

Zunächst hatte er diese Glaubenssätze verdrängt. Als
er aber immer schlanker wurde, traten sie immer mehr

zum Vorschein. Anstatt sich über seinen Erfolg freuen zu können, fühlte Gerald sich zunehmend wertloser. Es gelang uns in kurzer Zeit, diese hinderlichen Glaubenssätze in positive Affirmationen umzuwandeln. So konnte sich Gerald mit seinem neuen Gewicht wohlfühlen und sich selbst annehmen.

Sätze, wie Gerald sie hörte, kennen wir alle in abgewandelter Form aus unserer Kindheit und Jugend. Durch sie wurde definiert, wann wir glauben, besonders wertvoll zu sein und wann nicht. So fühlen sich manche von uns einem ständigen Druck ausgesetzt, etwas leisten zu müssen. Andere haben das Gefühl, sich ständig anpassen zu müssen. Wieder andere fühlen sich für die gute Laune in ihrer Umgebung verantwortlich. Eine Liste, die sich immer weiter ergänzten ließe.

All das sind Glaubenssätze, die Sie irgendwann übernommen und geglaubt haben. Ich möchte Ihnen an dieser Stelle etwas völlig Gegensätzliches sagen und Sie bitten, dies als Ihre neue Affirmation in Ihren Alltag zu integrieren:

Sie sind wertvoll.
Sie sind es wert, bedingungslos geliebt zu werden, ohne irgendetwas dafür leisten zu müssen.

Dieser Wert ist Ihnen angeboren. Lassen Sie diesen Satz in Ihr Herz. Und wenn Sie diesen Satz vollständig verinnerlicht haben, kann es sein, dass seine Kraft Sie so tief berührt, dass Sie die ein oder andere Träne vergießen. So ging es mir zumindest.

ÜBUNG:
Hinderlichen Glaubenssätze in positive Affirmationen verwandeln

1. Notieren Sie fünf Glaubenssätze, die Sie gerne verändern möchten.

   Beispiel: Ich werde es nie schaffen, abzunehmen.

2. Formulieren Sie diesen Satz in eine positive und motivierende Affirmation (einen Bestärkungssatz) um.

   Beispiel: Ich schaffe es, mit Leichtigkeit abzunehmen.

3. Wählen Sie eine motivierende Körperbewegung aus.

   Beispiel: Arme nach oben strecken.

4. Verbinden Sie nun Ihre neue, positive Affirmation mit der ausgewählten Körperbewegung.

   Beispiel: Während Sie laut aussprechen „Ich schaffe es, mit Leichtigkeit abzunehmen", strecken Sie die Arme motivierend in die Luft.

5. Wiederholen Sie dies fünf Mal hintereinander. Am wirksamsten ist es, diese Übung mindestens zweimal täglich vor dem Spiegel auszuführen.

Nach einiger Zeit werden Sie merken, wie die Affirmation in Ihren täglichen Wortschatz übergegangen ist und Sie diesen Satz auch unbewusst denken. Dann können Sie damit beginnen, eine neue Affirmation zu entwickeln und zu verinnerlichen. Sie können auch parallel mehrere Affirmationen einüben. Wählen Sie jedoch immer nur so viele aus, wie Sie sich gut auswendig merken können. So können Sie die Affirmationen am Tag mehrfach wiederholen und leichter verinnerlichen.

4.2

BLOCKADEN

Schlank zu denken heißt, sich durch Blockaden nicht abhalten zu lassen. Sie können Blockaden erkennen und erfolgreich überwinden.

Blockaden sind die Konsequenz von Glaubenssätzen auf der Ebene unseres Handelns. Sie hindern uns am Erreichen unseres Ziels. Stoßen wir auf eine Blockade, fühlt es sich an, als würde sich uns eine unsichtbare Kraft in den Weg stellen und uns auf unerklärliche Weise davon abhalten, weitere Schritte in Richtung Ziel zu unternehmen. Blockaden können in unserem Denken, Handeln und Fühlen auftreten. Sie entstehen, wenn es in uns verschiedene Impulse gibt, die in gegensätzliche Richtungen streben.

Stellen Sie sich ein Boot vor, das mit zwei Motoren ausgestattet ist. Was würde passieren, wenn eine Fehlfunktion vorliegt und die Motoren nicht gleichgeschaltet agieren, sondern der eine im Vorwärtsgang und der andere im Rückwärtsgang läuft? Egal wie viel Kraft auch investiert wird, das Gefährt wird sich weder in die eine noch in die andere Richtung bewegen. So verhält es sich mit uns, wenn wir einerseits ein Ziel verfolgen, andererseits eine Tendenz zur Selbstsabotage haben, die unser Fortkommen blockiert.

185

Erschwerend kommt hinzu, dass sich solche Blockaden nicht offen zeigen. Wir können nicht auf den ersten Blick erkennen, dass wir es hier mit Blockaden zu tun haben. Wir merken in der Regel erst, wenn wir schon eine Menge Zeit und Kraft in eine Sache gesteckt haben, dass wir immer wieder an derselben Stelle straucheln. Dies ist frustrierend und lässt uns mit der Zeit verzweifeln. Es ist gut nachvollziehbar, dass uns die Aufgabe dann unlösbar erscheint und wir in schwachen Momenten schließlich aufgeben. Doch Sie können es schaffen, Blockaden in Zukunft selbst zu erkennen, aufzulösen und zu überwinden.

Betrachten wir das Beispiel der beiden Motoren noch einmal genauer. Was müsste passieren, damit sich das Boot fortbewegt? Nun, die Antwort liegt auf der Hand. Einer der beiden Motoren müsste ausgeschaltet werden. Das wäre die Voraussetzung für eine Bewegung in eine Richtung. Wenn wir uns also entscheiden, welcher Motor laufen soll und welcher nicht, können wir das Boot steuern. Dasselbe gilt, für unser Inneres. Gelingt es uns, die Blockade zu erkennen, können wir sie überwinden und unseren Weg zum Ziel ungebremst verfolgen.

WIE SIE BLOCKADEN ZUVERLÄSSIG ERKENNEN KÖNNEN

Im Folgenden möchte ich die Frage beantworten, woran wir Blockaden zuverlässig erkennen können, denn das ist die Voraussetzung dafür, sie auch überwinden zu können. Einen Hinweis auf eine Blockade haben Sie bereits kennengelernt: die Tatsache, dass Sie etliche Male mit Ihren Versuchen, ein Ziel zu erreichen, an derselben Stelle gescheitert sind. Ein weiterer Hinweis auf eine Blockade ist es, wenn Sie sich innerlich vollkommen klar darüber sind, dass Sie ein Ziel haben, das Sie erreichen möchten und aus unerklärlichen Gründen nicht in der Lage sind, den ersten Schritt in Richtung Ziel zu machen. Etwas hält Sie ab und Sie wissen nicht, was es sein könnte. Meist steckt dahinter eine Blockade.

Hierzu wieder ein praktisches Beispiel aus meiner Beratungspraxis:

Jenny H., 34, wollte gerne jeden Morgen mit dem Fahrrad zur Arbeit fahren. Sie plante, mehr Bewegung in ihren Alltag zu integrieren, und entschied daher, die Strecke von 30 Minuten künftig auf dem Rad anstatt mit dem Auto zurücklegen. Mit dem Auto hatte sie für ihren Arbeitsweg nur 10 Minuten gebraucht. Damit sie trotzdem pünktlich ankommen würde, musste sie also ihren Wecker etwa auf eine halbe Stunde früher stellen als bisher. Sie plante deshalb ein, künftig eine halbe Stunde früher schlafen zu gehen.

Am ersten Abend klappte das frühe Schlafengehen reibungslos, und Jenny schlief nach kurzer Zeit ein. Am nächsten Morgen überhörte sie aber den Wecker und wachte erst zur gewohnten Uhrzeit auf. Zunächst war sie lediglich etwas verwundert darüber. Für den kommenden Morgen stellte sie sich also zwei Wecker, um sicherzugehen, dass diesmal alles glatt lief. Doch erneut verschlief sie. Als sie die Wecker prüfte, stellte sie fest, dass sie mehrfach unbewusst die Schlummertaste betätigt hatte. Sie verstand nicht, was hier vor sich ging. Ratlos gab sie ihr Vorhaben, mit dem Fahrrad zur Arbeit zu fahren, auf und nahm zunächst wieder das Auto.

In der darauffolgenden Beratungseinheit setzten wir uns mit der Thematik auseinander, und Jenny suchte nach Erlebnissen in ihrem Leben, die im Zusammenhang mit einem Fahrrad standen. Bald wurden wir fündig: In ihrer Schulzeit war Jenny oft mit dem Fahrrad zur Schule gefahren. Eines Tages hatte sie auf dem Schulweg einen Platten und musste die Hälfte des Weges schieben. Sie kam viel zu spät in der Schule an, als der Unterricht bereits begonnen hatte. Dafür kassierte sie einen Eintrag ins Klassenbuch, für sie als ehrgeizige Schülerin eine Blamage. Zusätzlich bekam sie von ihren Eltern Ärger. Weniger, weil sie zu spät gekommen war, sondern vielmehr deshalb, weil die Lehrerin ihre Mutter, die sich gerade in der Probezeit befand, in ihrer Arbeitsstelle darüber informierte. Die Mutter glaubte, dass dies ein schlechtes Bild beim neuen Chef hinterlassen hatte. Für Jenny handelte es sich also um ein verstörendes Erlebnis, das sich tief in ihr Unterbewusstsein gebrannt hat.

In Jennys Unterbewusstsein verfestigte sich damals daher ein unbewusster Glaubenssatz: „Wenn ich mit dem Fahrrad zur Schule fahre, bekomme ich Ärger. Das muss um jeden Preis vermieden werden." Die Blockade stellte also eine Art Schutzfunktion des Unterbewusstseins dar. Ihr Unterbewusstes versuchte, sie mit aller Macht davor zu bewahren, dass ihr eine solche Erfahrung ein zweites Mal zustößt. Und das mit Erfolg – nur leider zum heutigen Zeitpunkt völlig unnötig, ja sogar störend. All das hätte Jenny nicht passieren müssen, wenn sie gewusst hätte, wie man Blockaden bewältigen kann. Sie hätte auf die Suche nach dem tieferliegenden Glaubenssatz gehen können, der ihr Vorhaben, mit dem Fahrrad zu fahren, sabotiert hat.

Damit Jenny künftig ungehindert mit dem Fahrrad zur Arbeit fahren konnte, war es nötig, dass die beiden unterschiedlichen Anteile in ihr Frieden schlossen. Dies gelang in kurzer Zeit mithilfe der unten beschriebenen Übung zur Blockadenlösung. Ab diesem Zeitpunkt wachte Jenny pünktlich mit dem Wecker auf, und ihrem Vorhaben stand nichts mehr im Weg.

ACHTEN SIE AUF DIE PSYCHISCHEN WARNSCHILDER VON BLOCKADEN

Blockaden können in verschiedenen Lebensbereichen auf unterschiedliche Weise auftreten. Um sie besser erkennen und damit auch lösen zu können, lassen Sie uns einige Beispiele betrachten.

Im Bereich des schlanken Denkens können sich Blockaden so äußern, dass Sie Schwierigkeiten haben, Gedanken zu Ende zu denken oder etwas zu glauben. Wenn Sie versuchen, etwas zu denken, und beim Denken das Gefühl haben, als könnten Sie sich selbst nicht glauben, kann eine Denkblockade bestehen, der meist ein Glaubenssatz zugrunde liegt.

Ein praktisches Beispiel: Jedes Mal, wenn Sie versuchen, sich am Morgen im Spiegel anzusehen und sich selbst ein Kompliment zu machen, haben Sie das Gefühl, dass sich Ihnen der Magen umdreht. Der Gedanke, dass Sie ein hübsches Wesen sind, will sich nicht denken lassen. Hier liegt eine Blockade im Denken vor. Sie würden diesen Gedanken gerne denken, doch es will einfach nicht klappen. Eine körperliche Reaktion begleitet diese Erfahrung zusätzlich. Es kann sein, dass Ihnen unwohl wird oder Sie sich verspannen. Die Blockade kann von einem alten Glaubenssatz herrühren, wie zum Beispiel: „Wer sich selbst hübsch findet, ist hochnäsig und selbstverliebt." Die Blockade will Sie davor bewahren, als hochnäsig und selbstverliebt zu gelten. So stehen sich beide Anteile im Weg und blockieren einander.

Zu den Blockaden im schlanken Denken gehören auch die Blockaden, welche die Motivation betreffen. Motivation entsteht dadurch, dass Gedanken von einem Ziel angezogen werden. Unser ungebremstes Handeln wäre die natürliche Folge. Steht unseren Gedanken zum Ziel aber ein Glaubenssatz im Weg, leiden wir unter fehlender Motivation. Wir sind blockiert.

Das oben genannte Beispiel von Jenny H. stellte eine Blockade im schlanken Handeln dar. Sie war einerseits gewillt, sich mehr zu bewegen, andererseits gab es einen Anteil in ihr, der noch einem alten Glaubenssatz folgte und diese Handlung sabotierte.

Auch im Bereich des schlanken Fühlens können Blockaden auftreten. Stellen Sie sich vor, Sie versuchen, vor dem Spiegel ein wenig zu posieren. Einerseits sind sie überrascht, wie gut das klappt. Andererseits will es sich einfach nicht richtig anfühlen. Irgendwie fühlen Sie sich permanent unwohl. Das ist der Moment, in dem es gilt, hellhörig zu werden. Wir haben es mit einer Blockade im Bereich des schlanken Fühlens zu tun.

Ein möglicher Glaubenssatz, der hinter dieser Blockade stecken könnte, ist: „Nur Models posieren, bei allen anderen ist das einfach nur lächerlich. Was nicht schön ist, braucht auch nicht in Szene gesetzt werden." Natürlich sabotiert ein solcher Glaubenssatz die Tatsache, dass Sie sich innerlich frei und attraktiv fühlen können.

GEHEN SIE STETS AUF LÖSUNGSSUCHE UND LEISTEN SIE DETEKTIVARBEIT

Blockaden können uns also das Leben ganz schön schwer machen. Und meist verlieren wir schon einiges an Selbstbewusstsein, bis wir erkennen, dass es sich um eine Blockade handelt. Ich möchte Ihnen aber, aus eigener Erfahrung, Mut machen. Mit etwas Übung wird es von Mal zu Mal leichter, Blockaden zu erkennen. Außerdem ist das Gute, dass Sie die Blockaden mit der unten vorgestellten Methode zuverlässig lösen können.

Sehen Sie die Suche nach Blockaden als eine Art Detektivarbeit. Machen Sie sich auf, Situationen zu finden, in denen Ihnen Blockaden Ihr Handeln erschweren. Entdecken Sie die Blockaden und entlarven Sie die dahinterstehenden Glaubenssätze. Sie werden sich wundern, wie viel leichter und schneller Sie dann zu Ihrem Ziel kommen.

ÜBUNG: Blockadenlösung

Lesen Sie diesen Text genau, bis Sie ihn verinnerlicht haben. Gehen Sie ihn dann in Gedanken Schritt für Schritt durch. Alternativ können Sie sich den Text von jemand Vertrautem vorlesen lassen oder ihn vorher selbst lesen, aufnehmen und anhören.

1. Stellen Sie sich eine Situation vor, in der Sie sich blockiert fühlen. Nehmen Sie sich Zeit, die vorhandenen Gefühle genau zu erkunden. Wo im Körper spüren Sie die Blockade? Wie äußert sie sich? Nimmt Ihr Umfeld wahr, dass Sie sich blockiert fühlen? Wenn ja, woran? Versuchen Sie das Gefühl und die Konsequenzen, die Sie mit der Blockade verbinden, bis in alle Details zu beschreiben.

2. Schließen Sie nun die Augen und stellen Sie sich vor, Sie stehen in einer überdimensionalen Dusche. Vor sich sehen Sie einen Schalter, mit dem Sie die Dusche ein- und wieder ausstellen können, ganz wie Sie möchten. Wenn Sie die Dusche nachher einstellen, kommt aus dem Duschkopf eine reinigende Substanz. Das kann entweder Wasser, Licht, Nebeldampf oder eine andere Substanz Ihrer Wahl sein, mit der Sie sich wohlfühlen.

3. Wenn Sie sich bereit fühlen, schalten Sie die Dusche ein. Passen Sie innerlich die Temperatur so an, dass sie Ihnen ganz angenehm ist. Spüren Sie, wie alles von Ihnen abgespült wird, was Sie bisher blockiert hat? Fühlen Sie, wie Sie freier und freier werden.

4. Nehmen Sie sich Zeit, unter der Dusche zu verweilen und zu verfolgen, was sich in Ihrem Empfinden verändert. Beschreiben Sie die kleinen Details. Was nehmen Sie wahr? Wie äußert sich die

Veränderung? Was spüren Sie? Was ändert sich noch?

5. Bleiben Sie so lange unter der imaginären Dusche, bis Sie das Gefühl haben, dass alles, was Sie blockierte, endgültig abgewaschen ist.

6. Dann stellen Sie die Dusche aus und nehmen Sie sich ein paar Minuten Zeit, Ihr neues Körpergefühl zu erfühlen.

7. Wenn Sie sich bereit fühlen, kommen Sie wieder in das Hier und Jetzt zurück und öffnen Sie die Augen.

Diese Übung können Sie beliebig oft wiederholen und mit etwas Routine auch tagsüber in einer Kurzversion anwenden, wenn Sie das Gefühl haben, sich blockiert zu fühlen.

4.3

ÄNGSTE

Schlanke Menschen identifizieren ihre Ängste und stellen sich ihnen. Sie entwickeln Mut - nicht weil sie keine Angst mehr haben, sondern weil sie ihre Angst kennen und sie überwinden.

Früher, als Kind, war Angst für uns essenziell notwendig. Sie schützte uns davor, in Lebensgefahr zu geraten. Wir haben das angeborene

Bedürfnis, uns in Sicherheit zu fühlen.[12] Die Angst diente dazu, dass wir uns in der Nähe unserer Eltern aufhielten, wo aus evolutionärer Sicht unsere Nahrungsversorgung gesichert und unsere Überlebenschancen am größten waren. Aus dem gleichen Grund haben wir auch das innere Bedürfnis, zu einer Gruppe zu gehören.[13] In der Urzeit war es gefährlich, sich gegen die Gruppe zu stellen und vielleicht ausgestoßen zu werden. Einer allein war nicht überlebensfähig. Daher wollen wir auch heute noch um jeden Preis angepasst bleiben und von der Gruppe akzeptiert werden. Je tiefer wir dieses Bedürfnis verinnerlicht haben, umso mehr macht es uns Angst, wenn wir etwas tun, was unseren sicheren Platz in der Gemeinschaft gefährdet. Wir könnten uns schließlich der Gefahr aussetzen, von unserem Umfeld nicht mehr akzeptiert zu werden. Das weckt tief in uns unweigerlich Urängste. Solche Urängste können uns blockieren, einen schlanken Lebensstil zu beginnen. Sie können uns aber auch im Weg stehen, wenn wir schon einen großen Abschnitt des Weges zu unserem neuen, schlanken Selbst gegangen sind. Wie sich solche Ängste in der Praxis genau äußern können, verdeutlicht das Beispiel von Petra:

Petra B., 37, wünschte sich von Herzen, einige Kilo schlanker und im schicken neuen Outfit zur diesjährigen Firmenfeier zu gehen. Die letzten Jahre hatte sie sich immer am Rand versteckt. Dieses Jahr würde sie aber gerne so richtig im Mittelpunkt stehen und

194

auf der Tanzfläche glänzen. Das würde ihrem neuen Lebensgefühl Ausdruck verleihen, an dem sie die letzte Zeit so hart gearbeitet hatte. Doch wenn sie daran dachte, mischte sich das Gefühl der Vorfreude mit einem Gefühl der Angst. Sie geriet ins Zweifeln, ob sie das wirklich riskieren sollte. Schließlich gäbe es dann kein Zurück mehr. Was, wenn sie sich blamierte? Es stand ihr nur ihre Angst im Weg. Sie überdeckte das schöne Gefühl des Aufbruchs und des Neuanfangs. Petra fühlte sich in dieser Situation von ihrer Angst blockiert und gelähmt.

DIE TIEFERLIEGENDEN GRÜNDE FÜR IHRE ANGST

Ängste bewusst wahrzunehmen und sie ernst zu nehmen ist notwendig. Auf der anderen Seite ist es aber wichtig, zu wissen, dass Angst ein Gefühl ist. Sie ist eine Emotion, auf die eine körperliche Reaktion folgt. Diese körperliche Reaktion nehmen wir auf verschiedene Weise wahr. Das kann ein kalter Schauer sein, der Ihnen den Rücken hinunterläuft, ein Unwohlsein, ein Zittern, der Magen, der sich verkrampft, Anspannung, Kurzatmigkeit bis hin zu Panikgefühlen oder dem Gefühl, in Lebensgefahr zu schweben.

Wenn sich Ängste auf so starke Weise zeigen, sind sie meist mit tieferliegenden Erlebnissen verbunden, die Sie irgendwann massiv verängstigt oder erschreckt haben. Als Kind können wir Situationen ausgesetzt sein, die uns so tief verängstigen, dass wir regelrecht verstört werden. Das passiert meistens, weil wir uns in diesen Situationen überfordert fühlen und unsere Sicherheit verloren haben. Obendrein waren wir rational noch nicht in der Lage, uns selbst die Situation zu erklären und uns klarzumachen, dass wir in Sicherheit sind.

Als Erwachsene jedoch können wir lernen, unsere Ängste differenziert zu betrachten und sie zu verstehen. Wir können uns entscheiden, sie als ein Gefühl wahrzunehmen, aber uns davon nicht dominieren zu lassen. Wir haben nun die Fähigkeit, einzuschätzen, ob wir uns in einer realen Bedrohungssituation befinden. Wir können entscheiden, ob unsere Angst an erster Stelle stehen soll oder nicht. Selbstverständlich müssen wir in einer realen Bedrohungssituation unsere Angst priorisieren und entsprechende Maßnahmen ergreifen, um unser Überleben zu sichern. Doch das ist nicht die Form von Angst, über die wir hier sprechen möchten. Es soll im Weiteren um die Art von Angst gehen, bei der wir rational nicht begründen können, warum wir sie empfinden.

STELLEN SIE SICH IHRER ANGST

Um uns unserer Angst stellen zu können, sie auszuhalten und zu überwinden, ist es nötig zu verinnerlichen, dass die Angst nur ein Gefühl ist. Der Ausdruck „Ich bin angsterfüllt" beschreibt einen überwältigenden Zustand, dem wir hilflos ausgeliefert sind. Treffender finde ich den Ausdruck: „Ein Teil von mir empfindet Angst." Wenn wir es so differenziert ausdrücken, kommen wir der Wahrheit wesentlich näher.

Diese Betrachtungsweise basiert auf dem Persönlichkeitsmodell des Hamburger Psychologen Friedemann Schulz von Thun.[14] Die Vielfalt des menschlichen Innenlebens wird in diesem Modell mit der Metapher des inneren Teams und seines Leiters dargestellt. Die einzelnen Teammitglieder stehen als Stellvertreter für einzelne Anteile unserer Persönlichkeit. So ist nicht das ganze Wesen von Petra von Angst erfüllt, sondern nur ein Anteil von ihr, ein anderer Anteil würde gerne auf die Tanzfläche, um bei dem oben verwendeten Beispiel zu bleiben. Mit etwas Übung könnte sie den Anteil in sich entdecken, der keine Angst empfindet. Dieser Anteil würde ihr helfen, sich ihrer Angst zu stellen.

Wir sind der Angst nicht ausgeliefert, wir müssen uns nicht von ihr kontrollieren lassen und wir brauchen uns nicht von ihr an allem hindern lassen, was uns wichtig ist. Doch dazu ist es nötig, eine andere Einstellung zur Angst zu bekommen. Wenn wir es schaffen, unsere Angst zu unserem Freund werden zu lassen, können wir mit ihr eine Partnerschaft eingehen.

Weil die Angst in unserer Kindheit so übermächtig war, haben wir ein falsches Bild von ihr bekommen. Wir haben uns vor unserer Angst erschreckt und uns bis heute sozusagen vor ihr versteckt. Wir können mit unserer Angst nicht so recht etwas anfangen und daher lehnen wir sie panisch ab, wann immer sie auftaucht. Dabei will uns unsere Angst gar nicht erschrecken oder blockieren. Sie möchte uns warnen, uns auf etwas aufmerksam machen und uns beschützen.

FREUNDEN SIE SICH MIT IHRER ANGST AN

Heute als erwachsene Menschen können wir uns einen anderen Umgang mit unserer Angst aneignen. Wir können lernen, Angst auszuhalten, und sie als Hinweis, als das Warnsignal sehen, das sie eigentlich ist.

Unsere Angst tritt auf, wenn wir in Situationen geraten, in denen irgendetwas passieren könnte, das neu oder unsicher für uns ist. Sie stellt sich dann schützend vor uns und will uns davon abhalten, uns in Gefahr zu begeben. Da die Angst nicht weiß, ob eine Situation wirklich bedrohlich für uns ist, zeigt sie sich uns vorsichtshalber in allen unsicheren Situationen.

Wir können uns die Angst als ein Kind vorstellen, das um jeden Preis versucht, uns zu beschützen. Als Erwachsener nehmen wir dem Kind automatisch die Verantwortung ab und beruhigen es. Wir versichern dem Kind, dass wir in der Lage sind, auf uns aufzupassen, so dass es sich keine Sorgen machen muss. So können Sie künftig auch mit Ihrer Angst umgehen. Ihre Angst braucht nicht mehr panisch für Ihre Sicherheit sorgen, Sie sind nun da und tragen die Verantwortung.

Angst zu haben ist gut und wichtig, wenn wir es schaffen, die Angst als eine Chance zum Wachstum anzusehen.

MUT HEISST, IHRE ANGST ZU KENNEN UND SIE ZU ÜBERWINDEN

Angst kann uns bisher davon abgehalten haben, unser Abnehmziel zu erreichen. Oft wissen wir nicht, was uns wirklich im Weg steht. Es reicht, dass wir ein Gefühl von Angst erleben, meist eine Art Unwohlsein, und wir lassen uns von unserem Vorhaben abbringen. Verständlich, denn Angst ist ja der Ausdruck einer Warnung, die unser Überleben sichern soll.

Das soll aber nicht länger zwischen Ihnen und Ihrem Traumkörper stehen. Und hier kommt der magische Satz ins Spiel: „Mut heißt, Ihre Angst zu kennen und sie zu überwinden." Nehmen Sie sich ausreichend Zeit, diesen Satz zu verinnerlichen.

Aber was müssen Sie tun, um Ihre Angst zu kennen? Zunächst sollten Sie das Gefühl von Angst erkennen lernen und dann den Grund für Ihre Angst ausfindig machen. Wenn Sie sich beider Faktoren bewusst sind, können Sie im nächsten Schritt den Mut finden, die Angst zu überwinden. Anfangs ist das sehr aufregend und kann ganz schön viel Kraft kosten. Mit der Zeit wird es aber immer einfacher und selbstverständlicher.

Ich nehme mir also regelmäßig vor, Dinge zu tun, die mir Angst machen. Der Gedanke dahinter ist, dass ich immer wieder die Erfahrung machen will, dass es möglich ist, die eigene Angst zu überwinden. So wird es für mich schließlich zur Gewohnheit, Angst zu bewältigen. Angst oder, wie ich inzwischen dazu sage, gehörigen Respekt vor etwas zu haben, ist natürlich und gut. Was wir immer wieder üben müssen, ist, uns davon nicht einschränken oder aufhalten zu lassen. Wichtig für uns ist, unterscheiden zu lernen, was der Grund der Angst ist. So können wir dann entscheiden, wie wir darauf reagieren, anstatt uns von der Angst lähmen zu lassen. Das gilt auch in Bezug auf einen schlanken Lebensstil.

EINEN SCHLANKEN LEBENSSTIL ZU BEGINNEN, ERFORDERT MUT

Wenn wir einen schlanken Lebensstil einführen möchten, heißt es, umzudenken, neue Handlungsweisen zu etablieren, Dinge anders zu machen als bisher. Es ist nicht nur der Neuanfang und die Umstellung, die all unseren Mut erfordert. Auch die Reaktionen unseres Umfelds, die Unsicherheit über das, was kommen wird, und die Ungewissheit, ob unser Vorhaben gelingen kann, sind es, die von uns Mut abverlangen.

Gerade weil all diese verschiedenen Faktoren so viel Mut erfordern, ist es gut nachvollziehbar, dass ein Großteil der Menschen immer wieder an verschiedenen Punkten des Abnehmprozesses scheitert. Jeder, der sich mit dem Thema Abnehmen beschäftigt, hat meist etliche erfolglose Versuche und Diäten hinter sich. Viele geben letztlich mutlos auf und verweilen in einem Zustand zwischen Frust und Selbsthass. Doch Sie sollten Ihren ganzen Mut aufbringen, damit es nie wieder so weit kommt.

NEHMEN SIE DIE CHANCE ZUM WACHSTUM AN

Schlank leben zu wollen kann uns mit verschiedenen Formen von Angst konfrontieren und somit verschiedene Formen von Mut erfordern. Mut benötigen wir in Bezug auf schlankes Denken, schlankes Handeln und schlankes Fühlen.

Schlank zu denken erfordert den Mut, kreativ zu sein und umzudenken, zum Beispiel, wenn es darum geht, Lösungen zu finden, für Situationen, in denen Sie künftig etwas anders machen wollen als Ihre Mitmenschen.

Schlank zu denken erfordert auch den Mut, unbequem zu sein. So könnte unser Diätplan im Urlaub mit Freunden eine Sporteinheit am Morgen vorsehen. Unsere Freunde beschließen jedoch, am Abend vorher eine wilde Party zu feiern. Hier gilt es, beherzt Prioritäten zu setzen. Wir sollten also den Mut finden, mitzufeiern, aber keinen Alkohol zu trinken, und dafür zu sorgen, beizeiten ins Bett zu kommen. So steht dem Sport am Morgen nichts im Weg.

Schlank zu denken erfordert außerdem den Mut, keine Ausreden zu haben und Verantwortung zu übernehmen, besonders wenn es darum geht, konsequent zu sein. Bleiben wir beim Beispiel der Party. Diese Situation lädt dazu ein, zu feiern und den Sport sausen zu lassen. Es gilt, diese Ausrede vor sich selbst nicht zuzulassen. Es gibt Wege, auch wenn wir feiern, am kommenden Morgen fit für die Sporteinheit zu sein. Übernehmen Sie die Verantwortung, diese Wege zu finden.

Auch schlankes Handeln erfordert jede Menge Mut: den Mut, gegen den Strom zu schwimmen, Nein zu sagen, sich durchzusetzen, für sich einzustehen, etwas zu tun, was andere nicht befürworten, Stärke zu zeigen und anders zu sein als das eigene Umfeld.

Mut im Bereich des schlanken Fühlens kann bedeuten, sich selbst neu kennenzulernen, für das Erreichte einzutreten, Neid zu ertragen, sich zu zeigen, mit allem, was dazu gehört, den eigenen Ängsten, Schwächen, Hoffnungen, Gefühlen und Wünschen.

Falls es Ihnen beim Lesen der Beispiele etwas mulmig zumute wurde, kann ich das gut nachvollziehen. Mir ging es beim Schreiben ebenso. Warum? Weil das alles Taten sind, die von uns im ersten Moment jede Menge Mut erfordern, gegen die Norm zu verstoßen und für uns selbst und einzustehen. Deshalb flößen sie uns zunächst Angst ein. Doch genau dieses mulmige Gefühl zeigt uns, dass wir auf dem richtigen Weg sind, etwas Entscheidendes zu verändern. Gehen wir also den ersten Schritt Richtung Mut.

ÜBUNG: Die Angst befreien

1. Ängste identifizieren: Denken Sie an eine Situation, in der ein Teil von Ihnen Angst empfindet.

2. Was empfinden andere Anteile in Ihnen? Beschreiben Sie Ihre Gefühle so detailliert wie möglich.

3. Suchen Sie nun ein Symbol für Ihre Angst. Das kann eine Person sein, ein Fabelwesen, ein Gegenstand, was auch immer Ihre Angst für Sie am besten symbolisiert.

4. Stellen Sie sich vor, wie Ihnen diese Angst gegenübersteht. Stellen Sie sich die Frage, wovor die Angst Sie bewahren möchte. Lassen Sie sich Zeit, damit die Antwort in Ihnen auftauchen kann.

5. Wenn Sie sich der Antwort bewusst sind, überlegen Sie, was Sie tun können, um sich selbst vor dem zu schützen, wovor Ihre Angst Sie schützen möchte.

6. Jetzt ist der Moment gekommen, in dem Sie die Verantwortung für Ihren Schutz wieder selbst übernehmen. Nehmen Sie Ihrer Angst diese Verantwortung ab. Stellen Sie sich innerlich vor, wie Sie die Verantwortung für Ihren Schutz übernehmen, und sagen Sie sich dabei: „Ich übernehme die Verantwortung für meinen Schutz, wenn ich …" (Hier setzen Sie bitte die Situation ein, an die Sie gedacht haben.)

7. Danken Sie Ihrer Angst dafür, dass diese Sie bisher beschützen wollte.

8. Befreien Sie Ihre Angst von der Aufgabe, Sie zu beschützen, indem Sie ihr sagen: „Liebe Angst (Sie

können ihr auch einen Namen geben), ich danke dir dafür, dass du mich bisher beschützt hast. Ich befreie dich nun davon, mich weiterhin beschützen zu müssen. Ich übernehme die Verantwortung für meinen Schutz. Du bist nun frei."

9. Wenn sich alles für Sie stimmig anfühlt, beenden Sie die Übung.

4.4

RÜCKSCHLÄGE

Schlanke Menschen lassen sich von Rückschlägen nicht entmutigen. Sie sehen sie als Chance zur Weiterentwicklung und lernen daraus.

Mit Rückschlägen sind wir im Leben ständig konfrontiert. Jeder von uns hat vermutlich schon einige Träume und Ziele aufgegeben, weil es zu viele Rückschläge gab und die Kraft irgendwann nicht mehr ausreichte, um weiterzukämpfen.

Zunächst fühlten wir uns erleichtert, weil wir nicht mehr kämpfen mussten. Der Druck, das Hindernis überwinden zu müssen, war weg. Eigentlich wäre alles gut gewesen, hätte sich nicht im Laufe der Zeit eine leise Stimme gemeldet. Sie erinnerte uns bohrend daran, dass wir unsere Träume und Ziele aufgegeben haben. Wir kämpften dann zwar nicht mehr darum, etwas erreichen zu wollen, waren aber stattdessen unzufrieden und frustriert, weil wir unsere Träume begraben hatten. Umso wichtiger ist es, einen konstruktiven Umgang mit Rückschlägen zu finden. Denn so ist es möglich, dass Ihre Träume Realität werden.

WAS SIE VON BABYS LERNEN KÖNNEN

Ich finde, gerade unsere ersten Lebensjahre sind ein wundervolles Beispiel für den Umgang mit Rückschlägen. Vermutlich sind wir nie wieder im Leben mit so vielen Rückschlägen konfrontiert wie in dieser Zeit – schon allein deshalb, weil es so viel zu lernen gibt: das Ausführen kontrollierter Bewegungen, Laufen und Sprechen, um nur einiges zu nennen. Wären wir zu dieser Zeit mit Rückschlägen ähnlich umgangen wie heute, würden wir vielleicht immer noch auf dem Rücken liegen und vor uns hin brabbeln. Damals hatten wir nämlich noch Qualitäten, die wir immer mehr verloren haben.

Babys beschäftigen sich unermüdlich mit den Dingen, die sie erreichen wollen. Sie sind hoch konzentriert und nicht von ihrem Tun abzuhalten. Erst wenn Sie ihr Ziel erreicht haben, sind sie zufrieden. Dann suchen sie sich meist die nächste Aufgabe, um sich zu entwickeln und zu lernen.

Doch bei keinem der Babys klappt alles auf Anhieb. So ist das Laufenlernen ein Prozess, der sich vom ersten kontrollierten Bewegen über sämtliche Zwischenstufen bis hin zum Laufen über ein gutes Jahr erstreckt. Die meiste Zeit verbringen Babys damit, still vor sich hin zu üben. Häufig fallen sie dabei, kaum sind ein paar Schritte gelaufen, auf den Hosenboden, stehen aber unverzagt gleich wieder auf. Gelegentlich erlebt man als Beobachter Momente, in denen ein Anflug von Frustration über das eigene Unvermögen spürbar ist. Das legt sich jedoch meist nach kurzer Zeit, und das Kind macht sich unermüdlich an weitere Versuche, bis es schließlich Laufen kann.

Was können wir also von Babys lernen? Es sind der unbedingte Wille, ihr Ziel zu erreichen, und die unermüdlichen Versuche, ans Ziel zu gelangen. Und da Sie gerade in der Lage sind, dieses Buch zu lesen, haben Sie all dies schon erfolgreich gemeistert. Vielleicht haben Sie zu diesen Qualitäten, die Sie als Baby hatten, nur keinen Zugang mehr. Doch dieser lässt sich reaktivieren.

STEHEN SIE WIEDER AUF, WENN SIE EINEN RÜCKSCHLAG ERFAHREN HABEN

Lassen Sie uns einen kurzen Ausflug unternehmen zu prägenden Erinnerungen meiner Kindheit. Als Kind der 80er und einzige Tochter meines Vaters kam ich in den Genuss einiger mädchenuntypischer Fernseherlebnisse. Bis heute haben es mir die großen Boxlegenden angetan, und ich stehe leidenschaftlich mitten in der Nacht für die Übertragungen von Boxkämpfen auf. Kampfkunst in ihren verschiedensten Varianten ist für mich ein Faszinosum.

Die Sonntage verbrachten wir oft damit, uns Filme mit Bruce Lee, Jackie Chan, Rocky, Bud Spencer, Terence Hill und anderen Legenden dieser Zeit anzusehen. Sie alle hatten eines gemeinsam: Die Geschichten beinhalteten jede Menge Motivation und Inspiration für den Umgang mit Rückschlägen und Herausforderungen im Leben. Dies beeinflusste meine Haltung bis heute. Ganz besonders wertvoll ist für mich ein Rat aus Rocky VI, der mein Leben entscheidend geprägt hat. Rocky gab diesen seinem Sohn. Meiner Meinung nach sollte jedes Kind diese Sätze hören und verinnerlichen:

„Du und ich – und auch sonst keiner – kann so hart zuschlagen wie das Leben! Aber der Punkt ist nicht der, wie hart einer zuschlagen kann. Es zählt bloß, wie viele Schläge man einstecken kann und ob man trotzdem weitermacht. Wie viel man einstecken kann und trotzdem weitermacht. Nur so gewinnt man."

Dieses Zitat ist für mich der Schlüssel zum Umgang mit Rückschlägen. Es beinhaltet die beiden entscheidenden Faktoren, von denen alles abhängt, die über Sieg oder Niederlage entscheiden: „Es zählt bloß, wie viele Schläge man einstecken kann und ob man trotzdem weitermacht."

Übertragen wir dieses Beispiel auf das Abnehmen. Wir haben vermutlich alle schon einmal eine Diät gemacht, Erfolge erlebt, dann aber wieder Gewicht zugelegt und somit einen

Rückschlag erlitten. Schließlich haben wir noch einige weitere Diäten durchgeführt, waren aber immer wieder mit Rückschlägen konfrontiert. Meist wird der Traum vom schlanken Ich dann irgendwann unter all den Rückschlägen begraben. Wir bleiben zurück, ein Stück lebloser und unzufriedener als zuvor.

Was in diesem Beispiel leider fehlt, ist der entscheidende Schritt, wieder aufzustehen, auch wenn man am Boden ist. Dieser Part ist der schwerste, gerade deshalb sehen wir mehr Menschen scheitern als gewinnen, wenn es darum geht, langfristige Ziele zu erreichen.

ERKENNEN SIE RÜCKSCHLÄGE ALS CHANCEN

Vielleicht ist aufzustehen und trotzdem weiterzumachen der Grund, warum Sie dieses Buch lesen. Sie wollen einem schlanken Lebensstil eine Chance geben und Ihren Traum endlich verwirklichen. Denn seien Sie sich sicher: Rückschläge werden Sie künftig nicht mehr davon abhalten, Ihre Ziele zu erreichen. Sie werden durch die im Folgenden vorgestellte Methode die Fähigkeit erwerben, aus Rückschlägen zu lernen und gestärkt daraus hervorzugehen.

Jeder Rückschlag birgt die Chance zum Wachstum, wenn wir herausfinden, was genau uns scheitern ließ. Das können die Umstände im Äußeren, es kann aber auch unser eigenes Denken und Handeln sein. Worin auch immer die Ursache liegt: Nicht der Rückschlag lässt uns scheitern, sondern die Tatsache, dass wir aufgeben.

LERNEN SIE AUS RÜCKSCHLÄGEN UND ENTWICKELN SIE LÖSUNGSSTRATEGIEN

Finden wir die Ursache für unseren Rückschlag und den Grund, warum wir daran gescheitert sind, können wir Lösungsstrategien entwickeln. Wir können lernen, wie wir künftig besser damit umgehen. Wichtig ist, dass wir aufmerksam bleiben. Ein Rückschlag kann einmal passieren. Dann können wir daraus lernen. Passiert uns der gleiche Rückschlag aber ein zweites Mal, haben wir einen Fehler gemacht. Unsere Bewältigungsstrategie war offensichtlich nicht die richtige. Dazu ein Beispiel aus meiner Beratungspraxis:

Anette R., 54, berichtete mir von einem Geschäftsessen in einem italienischen Restaurant. Sie war eine erfolgreiche Geschäftsfrau und hatte häufig Businesstermine beim Essen. So war es in ihrer Berufssparte üblich. Nun hatte sie in den letzten Wochen bereits 5 Kilo abgenommen und wollte noch weitere 5 Kilo verlieren. Anette befand sich also mitten im Abnehmprozess und hatte sich deshalb fest vorgenommen bei dem Termin nur einen Salat zu essen. Als sie im Restaurant ankam, war sie aber völlig ausgehungert und konnte sich nicht zurückhalten. Sie bestellte eine große Vier-Käse-Pizza. Das anvisierte Kaloriendefizit für diese Woche war damit hinfällig.

Anette war im Nachhinein wütend auf sich selbst und schimpfte über ihre Disziplinlosigkeit. Sie überlegte am selben Abend vor lauter Frust, ihre Diät abzubrechen. Glücklicherweise entschied sie sich stattdessen für einen Anruf bei mir, und wir konnten uns bereits am nächsten Tag treffen und das Geschehene aufarbeiten. So konnte Anette ihre Diät wie geplant fortsetzen und aus diesem Rückschlag sogar noch etwas für die Zukunft lernen.

Sicher ist es für Anette nicht optimal gelaufen. Sie hat an diesem Abend einen Rückschlag erlitten, der sich natürlich auf der Waage bemerkbar machte. Dennoch war dies der Moment, den Rückschlag als Chance zu sehen und die Frage zu stellen, was sie anders hätten machen können. Es war ein Rückschlag, aus dem sie lernen konnte. Denn wir konnten analysieren, was hier schiefgelaufen ist. Beim Geschäftsessen war Anette so hungrig, dass sie den leckeren Gerüchen nicht widerstehen konnte. Damit ihr das in Zukunft nicht ein zweites Mal passierte, überlegten wir mögliche Alternativen für die Zukunft:

Beim nächsten Mal könnte Anette vorher zu Hause oder bei der Arbeit schon eine kalorienarme, aber eiweißreiche, sättigende Kleinigkeit essen, so dass sie nicht mehr so ausgehungert wäre, wenn sie das Restaurant besucht. Eine zweite Möglichkeit wäre, ein Restaurant zu wählen, in dem es hauptsächlich Salate oder andere diättaugliche Gerichte gibt. So könnte ihr ein solcher Rückschlag kein zweites Mal passieren, und sie hätte auch noch für alle anderen Restaurantbesuche während der Diät eine wirkungsvolle Strategie gewonnen, um ihre Diät nicht zu gefährden. Ich empfehle übrigens, gleich beide Lösungen anzuwenden – sicher ist sicher.

BLEIBEN SIE TROTZ RÜCKSCHLÄGEN POSITIV UND MOTIVIERT

Machen Sie nicht den Fehler, sich in Selbstvorwürfen zu verlieren. Achten Sie weiterhin auf

Ihre Kommunikation mit sich selbst, wie es in Abschnitt 1.3 „Kommunikation" beschrieben ist. Gerade wenn Sie einen Rückschlag zu verarbeiten haben, ist es für Ihr Wohlergehen wichtig, dass Sie positiv über sich selbst denken und zu sich sprechen. Glauben Sie weiterhin daran, dass Sie es schaffen können.

Wenn Sie die Ursache des Rückschlags erkannt haben, können Sie den nächsten Schritt gehen und darüber nachdenken, was Sie konkret tun können, um diese Hindernisse zu überwinden. Ein konkretes Beispiel dafür wird in der Übung „Rückschläge überwinden" beschrieben. Jeder Rückschlag schenkt Ihnen Informationen darüber, was an Ihrer Taktik auf dem Weg zum Ziel noch zu verbessern ist. Setzen Sie diese Informationen um und gehen Sie somit gestärkt aus dem Rückschlag hervor.

ÜBUNG: Rückschläge überwinden

1. Wählen Sie einen Ihrer letzten Rückschläge aus.
   Beispiel: Ich habe meine Diät abgebrochen.
2. Wie haben Sie sich gefühlt, als Sie den Rückschlag erlebt haben?
   Beispiel: Ich war traurig und frustriert.
3. Welche Tatsache oder welches Gefühl hat Sie letztendlich dazu bewegt, aufzugeben?
   Beispiel: Es setzte keine Gewichtsreduktion ein.
4. Wie haben Sie sich gefühlt, nachdem Sie sich entschieden hatten, aufzugeben?

Beispiel: Ich war traurig und frustriert und fragte mich verzweifelt, wie das je klappen soll mit dem Abnehmen.

5. Machen Sie sich bewusst, was genau der Grund für Ihr Scheitern war. Was hätte anders sein müssen, damit Sie Erfolg gehabt hätten?

Beispiel: Die Zahl auf der Waage hätte sich verändern sollen. Alternativ hätte ich mich davon nicht verunsichern lassen dürfen, dass auf der Waage keine Erfolge zu verzeichnen waren. Die Stagnation des Gewichts kann viele Gründe haben.

6. Überlegen Sie nun, was Sie hätten tun können, um die Ursache zu überwinden, die zu Ihrem Scheitern führte.

Beispiel: Ich hätte recherchieren können, warum das Gewicht auf der Waage stagniert, oder meinen Diätcoach fragen, welche Gründe es geben könnte.

7. Denken Sie darüber nach, was Sie aus diesem Rückschlag lernen können.

Beispiel: Ich werde nächstes Mal nicht so schnell aufgeben und lieber nach Gründen fragen oder mir Unterstützung suchen. Ich werde weiterhin dranbleiben.

4.5

NEGATIVE GEWOHNHEITEN

Schlankes Denken heißt, negative Gewohnheiten aufgeben zu können – frühere Verhaltensmuster genauso wie hinderliche Denkweisen.

In Bezug auf einen schlanken Lebensstil kann es nötig werden, negative Gewohnheiten aufzugeben. Dabei kann es sich um Verhaltensweisen, Rituale oder Denkweisen handeln, was durchaus eine Herausforderung darstellen kann.

Loszulassen ist nicht einfach. Viele von uns haben bereits erlebt, dass damit Schmerzen verbunden waren. Veränderung ist für die meisten nichts, worüber sie sich freuen. Eher bereitet sie uns ein ungutes Gefühl. Es ist die Unsicherheit, ob wir in der Lage sein werden, die Situation zu meistern. Auch wissen wir nicht, ob uns unser Umfeld beim Etablieren neuer Gewohnheiten unterstützen wird. All das sind Gründe, warum wir es vorziehen, unsere negativen Gewohnheiten beizubehalten, auch wenn sie uns unglücklich machen.

ERKENNEN SIE DIE TIEFEREN URSACHEN NEGATIVER ESSGEWOHNHEITEN

Erinnern wir uns an die einfache Abnehmformel, die wir in Abschnitt 2.1 „Ernährung" kennengelernt haben: „Werden weniger Kalorien zugeführt, als der Körper an einem Tag verbraucht, nehmen wir automatisch ab." So viel zur Theorie. Betrachten wir nun die Entstehung solch negativer Essgewohnheiten und Ansätze, wie wir sie wieder aufgeben können.

Zunächst ist es nötig, die Ursachen für unser übermäßiges Essen zu betrachten. Dabei hilft es zu ergründen, wann das Übergewicht entstanden ist und ob es einen Auslöser dafür gab.

Übermäßiges Essen kann eine versteckte Botschaft beinhalten. Diese gilt es zu finden, um dauerhaft abnehmen und das Gewicht halten zu können. Dazu einige Beispiele aus meinen Seminaren:

Maria T., 44, entdeckte, dass sie es sich als Kind angewöhnt hatte, zwischen den drei Hauptmahlzeiten noch mehrere Snacks zu essen. In dieser Zeit wurde sie in der Schule immer gemobbt. Durch die angefutterten Kilos wollte sie einerseits unbewusst bedrohlicher wirken, andererseits hatte sie somit eine Schutzhülle um sich herum. Dadurch konnten die anderen nicht ganz so nah an ihr verletzliches Herz heran.

Hanni M., 42, wäre gerne Mutter geworden, das Mutterglück ist ihr aber biologisch verwehrt geblieben. Bei ihr kamen die Kilos aus Frust und Traurigkeit. Sie hatte es sich unbewusst seit fünf Jahren zur Gewohnheit gemacht, abends beim Fernsehen immer Schokolade zu essen. Seitdem trug sie die ungeweinten Tränen als Übergewicht an ihrem Körper mit sich herum.

Thomas H., 38, hatte es als Teenager aus Trauer und Verzweiflung über die Trennung seiner Eltern zur Routine werden lassen, sich mit Cola, Junkfood und Computerspielen zu betäuben. Seither hat er einige überflüssige Kilos.

Marita L., 56, war eine erfolgreiche Geschäftsfrau. Nach dem plötzlichen Tod ihres Mannes wurde ihr alles zu viel. Sie kompensierte seitdem den Stress des Arbeitstags am Abend mit Frustessen und Alkohol. So nahm Sie innerhalb eines Jahres über 20 Kilo zu.

All das sind Beispiele, bei denen Psyche und Unterbewusstsein eine entscheidende Rolle spielen. Das Unterbewusstsein muss also berücksichtigt werden, wenn wir negative Ess- und Bewegungsgewohnheiten aufgegeben wollen, da ansonsten Blockaden entstehen können, die unseren Abnehmprozess behindern.

NEGATIVE ESS- UND BEWEGUNGSGEWOHNHEITEN KÖNNEN AUCH VORTEILE BIETEN

Auch wenn es zunächst überraschend klingen mag, so können negative Gewohnheiten, die zu Übergewicht führen, für uns durchaus Vorteile mit sich bringen; Vorteile, von denen wir zunächst leugnen würden, dass sie bestehen, hauptsächlich da sie uns selbst nicht bewusst sind. Dennoch lohnt es sich, darüber nachzudenken und die Untiefen der eigenen Psyche genauer zu erkunden. Solche Vorteile sind erst durch schonungslose Ehrlichkeit uns selbst gegenüber erkennbar, und es erfordert ein hohes Maß an Selbstreflexion, um uns diese auch einzugestehen. Besonders, wenn es um blinde Flecken in unserem Verhalten geht, kann es uns schwerfallen, uns zu diesen Vorteilen des Übergewichts zu bekennen.

Ein solcher Vorteil kann sein, sich in Bezug auf Sport und Essen nicht sehr disziplinieren zu müssen, zum Beispiel länger schlafen zu können oder den Nachmittag vor dem Fernseher zu verbringen, statt im Regen joggen zu gehen.

Es ist auch leichter, das Stück Kuchen am Nachmittag zu essen und sich über das Übergewicht zu beklagen, als sich den Kuchen zu verbieten. Das Übergewicht zu beklagen fällt zudem weniger schwer, als vor der Familie dafür einzustehen, dass wir unser Verhalten ändern und künftig nicht mehr in gewohnter Weise am Familienkaffee teilnehmen möchten. So brauchen wir die Kommentare der Familienmitglieder nicht zu fürchten.

Ebenso ist es bequemer, wenn wir uns nach einem Arbeitstag auf dem Sofa niederlassen können, als uns noch eine Runde an die frische Luft zu begeben und uns danach ein gesundes Abendbrot zuzubereiten.

Es ist leichter, uns unter wallenden Kleidern zu verstecken und darüber zu jammern, dass uns keiner attraktiv findet, als uns die Frage zu stellen, ob es vielleicht das eigene Verhalten und die eigene Unzufriedenheit sind, die uns unattraktiv erscheinen lassen.

Doch nicht nur unser Verhalten kann zu Übergewicht führen, wir haben uns im Laufe der Zeit auch Denkweisen angeeignet, die dem schlanken Denken im Weg stehen. Diesen Gedankenmustern sind wir bereits in Abschnitt 4.1 „Hinderliche Glaubenssätze" begegnet. Solche hinderlichen Gedanken können uns in unserem Selbstwert angreifen oder uns immer wieder sagen, dass wir unser Vorhaben nicht schaffen werden oder wie wertlos wir sind. Doch auch diese Gedanken können für uns einen versteckten Vorteil haben. So könnte es sein, dass sie uns davon abhalten, das Abnehmen anzugehen, weil wir tief in uns davon überzeugt sind, dass wir dem Erfolg nicht standhalten würden oder dass wir ihn nicht verdient haben.

Verzeihen Sie mir, wenn diese Beispiele und Analysen hart und unbarmherzig klingen. Leider ist es manchmal nötig, uns selbst direkt mit einer solchen unbequemen Wahrheit zu konfrontieren. Es mag uns zunächst innerlich erschüttern, wenn wir entdecken, dass wir uns solcher Muster von Vorteilen und Ausreden bedienen. Doch all das ist nötig, um die Energie freizusetzen, die für eine nachhaltige Veränderung unserer Gewohnheiten gebraucht wird.

SEIEN SIE SICH SELBST GEGENÜBER SCHONUNGSLOS EHRLICH

Wenn wir uns der Vorzüge des Übergewichts bewusstgeworden sind, können wir damit beginnen, unsere negativen Essgewohnheiten Stück für Stück aufgeben. Auch wenn es sich zunächst für einen Teil in Ihnen ungerecht, hart und gnadenlos anfühlt, ist dieser Weg der schonungslosen Ehrlichkeit mit sich selbst notwendig, wenn Sie sich ganz annehmen wollen. Denn auch dieser Teil, der sich hinter Ihrem blinden Fleck versteckt, gehört zu Ihnen und ist liebenswert. Nur seine Verhaltensweisen sind es, die Sie im Zuge eines schlanken Lebensstils aufdecken und verändern sollten. Begegnen Sie diesem inneren Anteil mit liebevoller Konsequenz. Werden Sie sich selbst ein Partner (siehe Abschnitt 1.5) auf der Mission zur Verhaltensänderung.

217

WAS SIE SICH ANGEWÖHNT HABEN, KÖNNEN SIE SICH AUCH WIEDER ABGEWÖHNEN

Des Weiteren gilt es, Verhaltensmuster zu entlarven, die schlankes Handeln verhindern. Manche Verhaltensmuster sind Gewohnheiten, die wir jahrelang eingeübt und die sich dadurch gefestigt haben. So haben einige Menschen die Gewohnheit, sich beim Einkaufen immer ein Stückchen beim Bäcker zu holen, auch wenn sie gerade gar nicht hungrig sind. Andere zeigen wiederum die Gepflogenheit, ihren Kaffee mit Sahne und Zucker zu trinken. Manche haben die Gewohnheit, sich zum Feierabend mit einem Glas Bier oder Wein zu „entspannen".

Wir können aber auch neue Verhaltensmuster etablieren, indem wir uns dazu entscheiden, negative Gewohnheiten aufzugeben. Wie auch immer unsere Gewohnheiten und Verhaltensmuster aussehen: Was wir uns angewöhnt haben, können wir uns mit Geduld und einem starken Willen ebenso wieder abgewöhnen.

Es gibt auch Verhaltensmuster, die wir von unseren Eltern übernommen haben. Diese können sich zum Beispiel auf unsere Essgewohnheiten, Nahrungsmittelpräferenzen oder Rituale rund ums Essen beziehen (siehe Abschnitt 2.1 „Ernährung").

Wurde beispielsweise in Ihrer Familie stets vor dem Fernsehapparat und in sehr schnellem Tempo gegessen, so könnten Sie sich ab sofort dafür entscheiden, dieses Verhalten aufzugeben. Ein alternatives Verhalten wäre, sich künftig an den Esstisch zu setzen, alle Ablenkung abzustellen und sich mit allen Sinnen auf Ihr Essen zu konzentrieren. Sorgen Sie für ein schönes Ambiente und kauen Sie die einzelnen Bissen langsam, während Sie versuchen, den vollen Geschmack wahrzunehmen. So können Sie eingefahrene Muster durchbrechen und neue Verhaltensweisen etablieren.

NICHTS WIRD NOCH EINMAL SO SEIN WIE FRÜHER

Es lohnt sich, wenn wir uns für diesen Satz ausgiebig Zeit nehmen und ihn verinnerlichen. Dies kann helfen, die Notwendigkeit zu akzeptieren, dass wir alte Gewohnheiten manchmal aufgeben müssen.

Wenn wir erkennen, dass nichts noch einmal so sein wird wie früher, dann können wir uns auf Veränderungen einlassen. Zugleich können wir schöne Erinnerungen als solche bewahren, brauchen aber dem Vergangenen nicht nachtrauern.

Der Satz beinhaltet zugleich die Aufforderung an uns, den jetzigen Moment zu schätzen zu wissen. Leben bedeutet Veränderung. Alles Lebendige verändert seine Form, dadurch ist es lebendig – ein Prinzip, das sich in allen Zyklen des Lebens widerspiegelt. Können wir das akzeptieren, so können wir das Leben und unsere Lebendigkeit annehmen. Je tiefer wir dies verinnerlichen, umso leichter können wir auch unsere Gewohnheiten loslassen und darauf vertrauen, dass dies für uns zu einer Verbesserung führt.

LASSEN SIE LOS!

Wir haben nun festgestellt, dass sich eingefahrene Verhaltensmuster und Denkweisen ändern lassen. Alles, was es dafür braucht, sind Geduld und Motivation. Warum ändern wir unser Verhalten dann nicht problemlos von einem Tag auf den anderen und werden die Gewohnheiten los, die uns von unseren Zielen abhalten?

Weil es doch nicht ganz so leicht ist, wie es klingt. Wir müssen uns trauen, uns auf etwas Neues einzulassen und das Alte, das Gewohnte hinter uns zu lassen. Darin liegt die Herausforderung. Doch auch das kann geübt werden und wird mit jedem Mal leichter. Denn: Loslassen und sich gegenüber ehrlich zu sein kann zu einer neuen, positiven Gewohnheit werden.

ÜBUNG:

Verhaltensmuster und Denkweisen loslassen

1. Überlegen Sie sich, welche Verhaltensmuster oder Denkweisen Sie künftig loslassen möchten und halten Sie dies schriftlich fest. Wenn es mehrere sind, dann erstellen Sie eine Liste und arbeiten Sie diese ab.

2. Überlegen Sie sich nun, welche lieb gewonnene Gewohnheit Sie aufgeben müssen, wenn Sie dieses Verhaltensmuster oder diese Denkweise loslassen.

3. Suchen Sie eine neue Gewohnheit, mit der Sie diese alte Gewohnheit ausgleichen können.

4. Prüfen Sie in Gedanken, ob Sie sich die Umsetzung der Schritte 1 bis 3 gut vorstellen können. Notfalls korrigieren oder ergänzen Sie, was in Schritt 3 noch fehlt.

BEISPIEL:

Schritt 1: Verhaltens- oder Denkmuster loslassen: Ich kaufe mir nach dem Einkaufen künftig kein Stückchen mehr beim Bäcker.

Schritt 2: Lieb gewonnene Gewohnheit erkennen: Ich habe mich mit dem Stückchen dafür belohnt, den Einkauf geschafft zu haben. Diese Belohnung wird mir fehlen.

Schritt 3: Neue Gewohnheit suchen: Nach dem Einkauf setze ich mich in mein Auto, schließe für einen Moment die Augen und schenke mir selbst meine volle Aufmerksamkeit. Ich atme tief durch und spreche mir selbst ein Lob dafür zu, diesen Einkauf so gut gemeistert zu haben. Ich atme bewusst langsam ein und aus, so lange bis das Gefühl des Lobs in meinem ganzen Körper angekommen ist und ich mich erfüllt fühle.

Schritt 4: Ich bemerke, dass ich mir die Schritte 1 bis 3 gut vorstellen kann und werde sie beim nächsten Einkauf gleich umsetzen.

Bei Bedarf können Sie die genannten Schritte mehrfach hintereinander wiederholen und so verschiedene Verhaltensmuster und Denkmuster loslassen.

5

AUSBLICK

Schlank denken bedeutet, eine Vorstellung davon zu haben, wer Sie in der Zukunft sein möchten: die beste Version von sich selbst. Sie haben ein klares Bild vor Augen und wissen, dass Ihr Verhalten von heute beeinflusst, wer Sie in der Zukunft sein werden.

Die eigene Zukunft klar vor Augen zu haben bedeutet, ein klares Ziel zu haben. Mit jedem Schritt, den Sie gehen, bestimmen Sie ein Stück Ihrer Zukunft. Ich wünschte, diesen Zusammenhang hätte mir jemand in meiner Jugend deutlich gemacht. Die Zukunft schien zu weit weg, um relevant zu sein. Alle Türen standen offen. Wichtig war, was im Augenblick Freude bereitete. Ich lebte kein zielloses Leben, Disziplin gehörte immer schon zu meinem Alltag, doch wie sehr jeder Schritt unsere Zukunft formt, war mir damals nicht bewusst. Erst Rückschläge, Hürden und die Tatsache, dass ich plötzlich erwachsen war, aber leider nicht dort angekommen, wo ich gerne sein wollte, brachten mich zum Nachdenken. Es wurde Zeit zu verstehen, warum ich nicht dort gelandet war, wo ich in meiner Vorstellung gerne sein wollte.

In dieser Situation resignieren viele und geben dem Leben oder einer Person aus dem Umfeld die Schuld: die Schuld dafür, dass sie aus dem eigenen Leben nicht das machen, was sie sich wünschen, und die Schuld dafür, dass die anderen ihre Träume nicht erfüllen, obwohl sie nicht einmal darüber sprechen. Das Leben mit seinen Anforderungen wird als zu schwer, die Träume werden als unerreichbar abgetan. Was übrig bleibt, ist meist ein emotionsloser bis depressiver Mensch, der noch bevor er die Mitte seines Lebens erreicht hat, bereits entschieden hat, innerlich zu sterben. Das mag Ihnen überspitzt vorkommen, doch sehen Sie sich bitte einmal in Ihrem Umfeld um. Wie viele Menschen kennen Sie, die von sich selbst sagen würden, dass Sie erfüllt, zufrieden und glücklich sind, weil sie ihre Träume erreicht haben, diese leben und in vollen Zügen genießen?

ÜBERNEHMEN SIE DIE VERANTWORTUNG FÜR SICH UND IHR GLÜCK

Was mir schon immer große Freude bereitete, war Menschen und ihr Verhalten zu analysieren. Interessiert beobachtete ich daher, was glückliche Menschen von anderen unterschied. Ich kam zu dem Schluss, dass alle glücklichen Menschen eine entscheidende Gemeinsamkeit hatten:

In ihrer Welt gab es keine Ausflüchte, gefolgt von einer Schuldzuschreibung an irgendwelche äußeren Faktoren. Sie hatten alle die Eigenschaft, selbst die Verantwortung zu übernehmen und ihre Zukunft aktiv zu gestalten.

So ein Leben wollte ich auch. Ich wollte die Möglichkeit, mein Leben so gestalten zu können, wie ich es mir erträumte. Und das war der Moment, in dem ich die Entscheidung getroffen habe, für mich und mein Glück die Verantwortung zu übernehmen – eine Entscheidung, die ich niemals bereut habe. Dazu wieder ein Beispiel:

Martin P., 32, kam mit dem Anliegen, 30 Kilo abnehmen zu wollen in meine Beratung. Er war deutlich übergewichtig und hatte bereits die ersten Folgen auf gesundheitlicher Ebene zu spüren bekommen. Deshalb hatte er mich auf Anraten seines Arztes aufgesucht. Zunächst beschäftigten wir uns mit der Frage, seit wann er mit dem Übergewicht zu kämpfen hat. Er berichtete, dass sein Übergewicht kurz nach seinem Studium ein Thema wurde. Damals war er Mitte zwanzig und wurde von seinem Vorgesetzten gemobbt. Zudem wurde er nicht wie erhofft befördert und sah keine Aufstiegschancen mehr in seiner aktuellen beruflichen Position.

Er erzählte, dass er seit dieser Zeit das Gefühl hatte, dass er es nie schaffen würde, all seine Lebensziele zu erreichen. So entschied er sich dafür, es gar nicht erst zu versuchen. Martin resignierte. Seine Hoffnung und Lebensfreude gingen verloren. Das drückte sich auch in seiner Ernährung und seiner Lebensweise aus. Fastfood, Alkohol und lange Nächte vor dem Fernseher wurden sein Alltag. Als ihm dies während des Gesprächs bewusstwurde, begann er, nachzudenken.

Im Laufe der darauffolgenden Sitzungen schaffte er es, neue Hoffnung zu finden und sich ein Ziel zu setzen: Er wollte nicht nur abnehmen, er wollte auch seine Lebensfreude wieder zurückgewinnen. Nach einem Jahr hatte Martin 24 der geplanten 30 Kilo abgenommen. Er hatte den Radsport für sich entdeckt und sich einen ganzheitlich schlanken Lebensstil angeeignet. Das hatte zur Folge, dass er auch in Bezug auf seine Persönlichkeit und seine Zukunft Verantwortung übernommen hatte. Martin hatte die Kraft gefunden, seine Arbeitsstelle zu wechseln, und hatte die von ihm lange ersehnten Position des Teamleiters erreicht. Zudem hatte er seit ein paar Monaten eine Freundin, mit der er sich eine gemeinsame Zukunft wünschte.

Ich hoffe, dass auch Sie solche Entscheidungen wie Martin für Ihr Leben treffen können. Erobern Sie sich Ihre aufgegebenen Ziele wieder zurück. Finden Sie den Mut, sich auf dieses Abenteuer einzulassen. Es wird sicher nicht leicht, bedeutet Schmerz und Verzicht, aber auch Freiheit und Glück. Werden Sie zum Gestalter Ihres schlanken Lebens!

Bei meinen Recherchen war mir bei all den glücklichen Menschen noch eine weitere Besonderheit aufgefallen. Sie stellten alle dieselbe magische Frage, und zwar: „Was kann ich tun, um diese Herausforderung zu bewältigen?"

Egal mit welchen Schwierigkeiten wir auf dem Weg zu unserem Ziel konfrontiert werden, die einzige Möglichkeit, nicht von ihnen aufgehalten zu werden, ist, sie zu überwinden. Und das geschieht nun einmal nicht, indem wir anderen die Schuld zuschieben, Verantwortung abgeben oder uns in Ausreden flüchten. Das geschieht einzig und allein, indem wir selbst die Verantwortung übernehmen und Lösungen finden.

GEHEN SIE EINEN ANDEREN WEG ALS BISHER

Zunächst mag es hart oder kompromisslos erscheinen, in solcher Konsequenz, wie oben beschrieben, die Verantwortung übernehmen zu müssen. Und sicherlich ist dieser Weg weder komfortabel noch bequem. Dennoch ist es der einzige Weg zum Glück. Darum ist es umso wichtiger, das Loslassen zu üben und sich von alten Vorstellungen bewusst zu verabschieden. Wenn Sie möchten, dass Ihre Zukunft anders aussieht als das Jetzt, dann müssen Sie sich dafür entscheiden, anders zu denken, zu handeln und zu fühlen als bisher. Nur durch Veränderung können Sie an Ihr Ziel gelangen.

Machen Sie sich immer wieder bewusst: Wenn Sie an einem anderen Ort ankommen möchten, müssen Sie einen anderen Weg gehen als bisher.

Ganz real ist das schließlich auch so. Sie müssen einen anderen Weg nehmen, wenn Sie zur Haustüre hinausgehen möchten, als wenn Sie zu Ihrer Couch wollen. Wenn Sie jemand fragt, ob es möglich ist, an Ihrer Haustüre anzukommen, wenn man zu Ihrer Couch läuft, würde der Denkfehler jedem sofort bewusstwerden. In diesem Fall ist uns allen klar, dass wir unsere Richtung ändern müssen, um dort anzukommen, wo wir hinwollen. In Bezug auf einen schlanken Lebensstil gehen wir aber ernsthaft davon aus, alles mehr oder weniger so weitermachen zu können wie bisher und wie durch Zauberhand woanders anzukommen. Es ist an der Zeit, diese Vorstellung loszulassen und einen neuen Weg zu beschreiten. Beginnen Sie noch heute mit dem ersten Schritt.

MACHEN SIE SICH FÜR DAS KOMMENDE BEREIT

Von manchen Zielen träumen wir lange Zeit. Doch wenn sie dann zum Greifen nah sind, fühlen wir uns irgendwie doch noch nicht dafür bereit. Wir fragen uns, ob es das war, was wir wirklich wollten. Wir haben auf einmal Angst vor der eigenen Courage, fühlen uns verunsichert, geraten in Zweifel. Wenn Ihnen das in Bezug auf einen schlanken Lebensstil bekannt vorkommt, möchte ich Sie dazu ermutigen, sich mit dem Gefühl vertraut zu machen. Nehmen Sie es an, als einen Teil der Veränderung, die Sie erwartet, und lassen Sie sich nicht beirren. Sie haben gelernt, dass jede Veränderung Angst machen kann und Wachstumsschmerzen mit sich bringt. Lassen Sie sich davon nicht vom Weg abbringen. Angst ist ein Signal dafür, dass sich etwas in Ihrem Leben verändert – und das muss schließlich passieren, wenn Sie an einem anderen Ziel ankommen wollen.

Versetzen Sie sich, wie in Abschnitt 3.3 „Wünsche und Träume" beschrieben, immer wieder in Gedanken in die Situation, dass Sie Ihr Abnehmziel bereits erreicht haben. Verhalten Sie sich im Alltag so, als wären Sie bereits am Ziel. Wie würde sich Ihr Verhalten ändern? Was würden Sie anderes denken? Wie würden Sie sich fühlen? Woran würde Ihr Umfeld die Veränderung bemerken?

Eltern, die ein Kind erwarten, bereiten sich neun Monate auf dieses Ereignis vor. Sie wachsen in diese Situation hinein, beschäftigen sich gedanklich damit, treffen Vorbereitungen, träumen und planen, wie alles werden wird. Nutzen Sie die Zeit auf Ihrem Weg zum Ziel ebenso. Nehmen Sie Ihre neue Identität in ihrer ganzen Tragweite an. Lassen Sie zu, dass Sie in Ihre neue Rolle als „schlanke Person" hineinwachsen und werden Sie innerlich bereit für das, was kommt. Sie werden Ihr Ziel erreichen und haben bereits begonnen, ein schlankes Leben zu führen.

ÜBUNG 1: Die Lebenslinie

1. Nehmen Sie bitte Zettel und Stift zur Hand und zeichnen Sie eine Linie auf das Papier. Diese Linie soll Ihre bisherige Lebenszeit symbolisieren. Zeichnen Sie die Linie bis zu dem Jahr in der Zukunft, in dem Sie Ihre Vision aus Übung 2 erreicht haben wollen. Wenn Sie im Augenblick 30 Jahre alt sind und Ihre Vision für die Zukunft Sie

selbst mit 35 Jahren darstellen soll, dann zeichnen Sie bitte Ihre Linie bis 35 oder auch darüber hinaus.

Es liegt bei Ihnen, wie weit Sie mit dieser Übung in die Zukunft reisen möchten.

2. Zeichnen Sie kleine Markierungen für alle fünf oder zehn Lebensjahre auf der Linie ein. Je nach Alter kann es sinnvoll sein, die Schritte etwas großzügiger zu wählen.

3. Stellen Sie sich nun die Frage, wie es in Ihrem bisherigen Leben in den drei Bereichen des schlanken Lebensstils (Denken, Handeln, Fühlen) verlaufen ist. Was hat gut geklappt, was nicht? Welche einschneidenden Momente gab es? Wie haben Sie gedacht, gehandelt, gefühlt?

Notieren Sie sich dazu Stichpunkte an den entscheidenden Stellen der Lebenslinie.

4. Wenden Sie sich nun dem Moment in der Zukunft zu, den Sie vorher gewählt haben. Beantworten Sie folgende Fragestellungen: Was ändert sich künftig für mich? Worauf freue ich mich? Was lasse ich hinter mir? Was macht mich in der Zukunft aus?

Notieren Sie Ihre Antworten.

Lassen Sie sich Zeit, diese Fragen in aller Ruhe zu überdenken. Träumen Sie sich zu diesem Moment in der Zukunft. Dazu können Sie auch die Methode aus Abschnitt 3.3 „Wünsche und Träume" anwenden. Sammeln Sie so viele Informationen über Ihr zukünftiges Ich, wie Sie nur können. Wenn Ihnen später noch mehr einfällt, können Sie das jederzeit ergänzen.

ÜBUNG 2: Visionboard

Auf einem Visionboard lassen sich auf kraftvolle und kreative Weise Ihre Ziele veranschaulichen.

1. Besorgen Sie sich ein großes Stück Papier, einen Pappkarton oder eine Leinwand, Klebstoff und Buntstifte.

2. Im nächsten Schritt geht es darum, Bilder zu finden, die Ihre Ziele, Visionen, Wünsche und Träume für die verschiedenen Bereiche des schlanken Lebensstils – das schlanke Denken, das schlanke Handeln und das schlanke Fühlen – ausdrücken und symbolisieren können.

3. Gehen Sie auf die Suche: Sie können solche Beispiele in Zeitschriften oder im Internet finden. Malen Sie die Bilder selbst, wenn Sie gerne malen. Finden Sie Ihren eigenen, kreativen Weg, hier gibt es keine Vorschriften oder Regeln. Gestalten Sie völlig nach Belieben.

Nachfolgend als Inspiration ein paar Beispiele aus meinen Seminaren:

Für schlankes Denken wurde ein Schild als Symbol dafür, negative Kommentare abwenden zu können, verwendet. Ein Herz wurde als Symbol für die liebevolle Partnerschaft mit sich selbst eingesetzt. Schön fand ich auch einen Pokal als Symbol dafür, die eigenen Leistungen künftig anzuerkennen und sich selbst zu loben.

In Bezug auf schlankes Handeln wurde eine Schale Gemüse als Symbol für gesunde Ernährung eingesetzt. Das Bild eines Vorbilds, das die Lieblingssportart ausübt, stand für ein attraktives Körperbild. Ein Stoppschild diente als Symbol dafür, die eigenen Grenzen künftig gegen andere zu verteidigen.

Beispiele für schlankes Fühlen waren ein Peace-Zeichen als Symbol für inneren Frieden, ein Smiley als Symbol für positives Denken und ein See als Symbol für innere Ausgeglichenheit.

Welche Symbole kommen Ihnen für die drei Bereiche in den Sinn?

4. Kleben Sie Ihre persönlichen Symbole auf Ihr Visionboard. Wenn Sie möchten, ergänzen Sie noch Ihre eigenen Anmerkungen, Merksätze oder Tipps.

Hängen Sie Ihr Visionboard für Sie gut sichtbar auf und betrachten Sie es täglich einige Zeit. Lassen Sie es auf sich wirken und nehmen Sie seine Kraft und Inspiration mit in den Alltag.

Viel Erfolg auf Ihrem Weg zur Traumfigur!

Ihre

Daniela Galitzdörfer

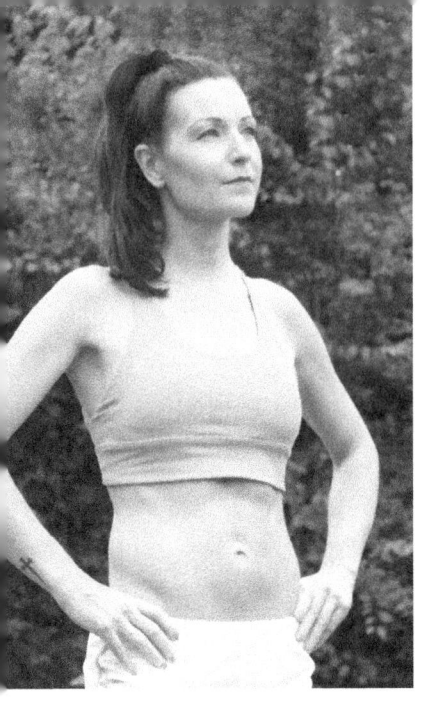

GALITZDÖRFER FITNESS

Fitnesscoaching und Personal Training

Erleben Sie die Inhalte dieses Buchs live im Seminar, online oder lassen Sie sich ganz persönlich von der Autorin beim Abnehmprozess begleiten.

Verstehen Sie, was Sie bisher am erfolgreichen Abnehmen und Gewichthalten gehindert hat. Sie werden individuell und ganzheitlich auf dem Weg zu Ihrem Traumkörper begleitet. Sie verinnerlichen, fit und schlank zu denken. So können Sie auch dauerhaft schlank bleiben.

Der Weg zum gesunden und schlanken Leben beginnt im Kopf!

Starten Sie jetzt!

Mehr über ihr Angebot, sowie Termine und Anmeldemöglichkeiten zu den DENK-DICH-SCHLANK-Seminaren, finden Sie unter:

www.galitzdoerfer-fitness.de

GALITZDÖRFER COACHING

Coaching, Supervision und
Organisationsentwicklung

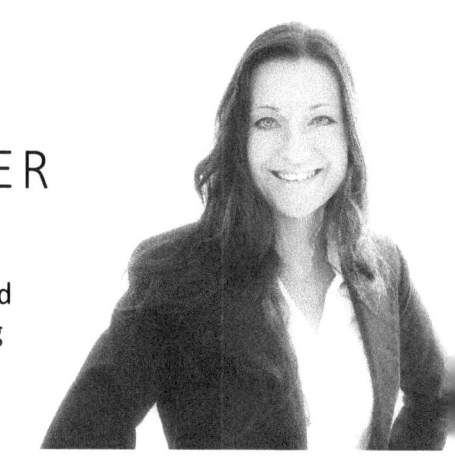

Daniela Galitzdörfer bietet Coaching, systemische Beratung und Organisationsentwicklung für Businesskunden und Organisationen. Sie ist Expertin für systemische Organisationsberatung, Gewaltfreie Kommunikation nach Rosenberg und Hypnosystemik nach Dr. Gunther Schmidt. Mit ihrer Ausbildung als Gesundheitscoach und zertifizierte Personal Trainerin berät sie zudem Unternehmen im Bereich Gesundheitsmanagement.

Das Angebot für Führungskräfte umfasst die Themen „Führen mit Sinn und Werten", „Kommunikation" und „Visionsbildung". Die Vereinbarkeit eines gesunden Lebensstils mit den Anforderungen des Alltags, eine leb- und erlebbare Work-Life-Balance und der Aufbau eines positiven Selbstbilds sind weitere Schwerpunkte der Beratung.

Zusätzlich gibt Daniela Galitzdörfer ihr umfangreiches Fachwissen in Fortbildungen weiter. Sie begleitet Teams und Gruppen in individuell auf jede Organisation abgestimmten Workshops, Seminaren und Teamentwicklungs-maßnahmen.

Die Beratungs- und Seminarangebote sind auf Wunsch auch als Online-Varianten verfügbar.

Weiterführende Informationen zum Angebot für Businesskunden und Organisationen finden Sie unter:

www.galitzdoerfer-coaching.de

QUELLENVERZEICHNIS

[1] Bandura, Albert: Lernen am Modell. Ansätze zu einer sozial-kognitiven Lerntheorie. Stuttgart 1976

[2] „Verantwortung", Duden online. https://www.duden.de/rechtschreibung/Verantwortung (Abrufdatum: 11.05.2020)

[3] Referenzwerte für die Nährstoffzufuhr, Deutsche Gesellschaft für Ernährung, https://www.dge.de/wissenschaft/referenzwerte/ (Abrufdatum: 11.05.2020)

[4] Williams, Melvin H.: Ernährung für Gesundheit, Fitness und Sport, 1997

[5] Sport makes middle-aged people smarter, Université de Montréal, https://www.icm-mhi.org/en/montreal-study-sport-makes-middle-aged-people-smarter (Abrufdatum: 11.05.2020)

[6] Tracy, Brian: Eat that Frog: 21 Wege, wie Sie in weniger Zeit mehr erreichen, 18 Auflage 2019

[7] „Disziplin", Duden online. URL: https://www.duden.de/rechtschreibung/Disziplin (Abrufdatum: 18.07.2020)

[8] Robert Koch-Institut 2014, Studie DEGS1, Erhebung 2008–2011

[9] Boeckh-Behrens, W.-U., Buskies, W.: Fitness-Krafttraining, 2000

[10] Eberspächer, Hans: Mentales Training, 8. Auflage 2012

[11] Birgmeier, Bernd: Coachingwissen: Denn sie wissen nicht, was sie tun?, 2009

[12] Maslow, Abraham: A Theory of Human Motivation, 1943

[13] Metzger, Wolfgang: Gibt es eine gestalttheoretische Erziehung? In: Kurt Guss (Hrsg.) Gestalttheorie und Erziehung, 1975

[14] Schulz von Thun, Friedemann: Miteinander reden, Band 3, 28. Auflage 2013

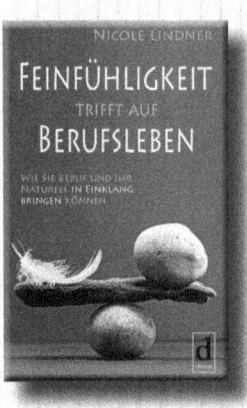

NICOLE LINDNER
Feinfühligkeit trifft auf Berufsleben
Wie Sie Beruf und Ihr Naturell
in Einklang bringen können
ISBN 978-3-9820125-5-1

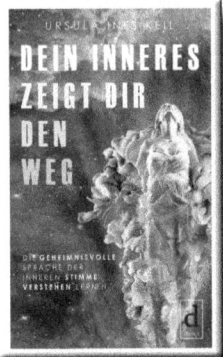

URSULA INES KEIL
Dein Inneres zeigt Dir den Weg
Die geheimnisvolle Sprache der inneren Stimme
verstehen lernen
ISBN 978-3-9820125-7-5

LEILA CHRISTIANE JÄGER
ANETTE KOESTNER
Sprich mit deinem ungeborenen Kind
Mit Meditationstechniken erfahren,
wie es dem Baby geht und was es möchte
ISBN 978-3-9817975-2-7

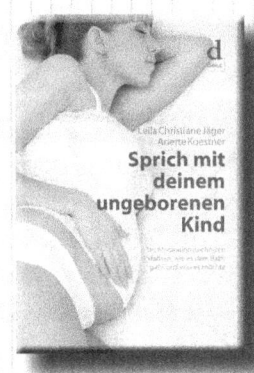

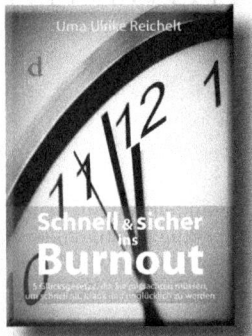

UMA ULRIKE REICHELT
Schnell & sicher ins Burnout
5 Glücksgesetze, die Sie missachten müssen,
um schnell alt, krank und unglücklich zu werden
ISBN 978-3-9818928-4-0

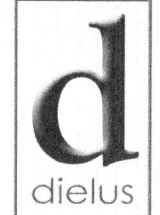
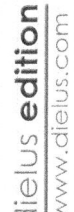

dielus edition
www.dielus.com

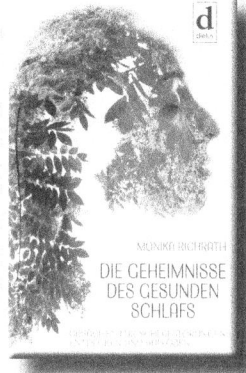

MONIKA RICHRATH

Die Geheimnisse des gesunden Schlafs
Ursachen für Schlafstörungen entdecken und auflösen
ISBN 978-3-9819383-8-8

DR. HERMANN RÜHLE

Was bin ich?
Wie bin ich?
Wozu bin ich?
Wie ich erkenne, wer ich wirklich bin
ISBN 978-3-9819383-4-0

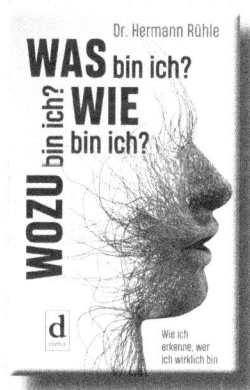

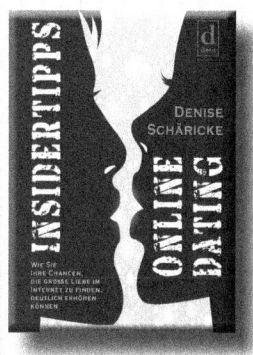

DENISE SCHÄRICKE

Insidertipps - Onlinedating
Wie Sie Ihre Chancen, die große Liebe im Internet zu finden, deutlich erhöhen können
ISBN 978-3-9819383-0-2